Edith Schäfer

Fitness-Stundenbilder

Ein Praxishandbuch für Trainer und Übungsleiter
mit mehr als 500 Bewegungsbeispielen

Edith Schäfer

Fitness-Stundenbilder

Ein Praxishandbuch
für Trainer und Übungsleiter
mit mehr als
500 Übungsbeispielen

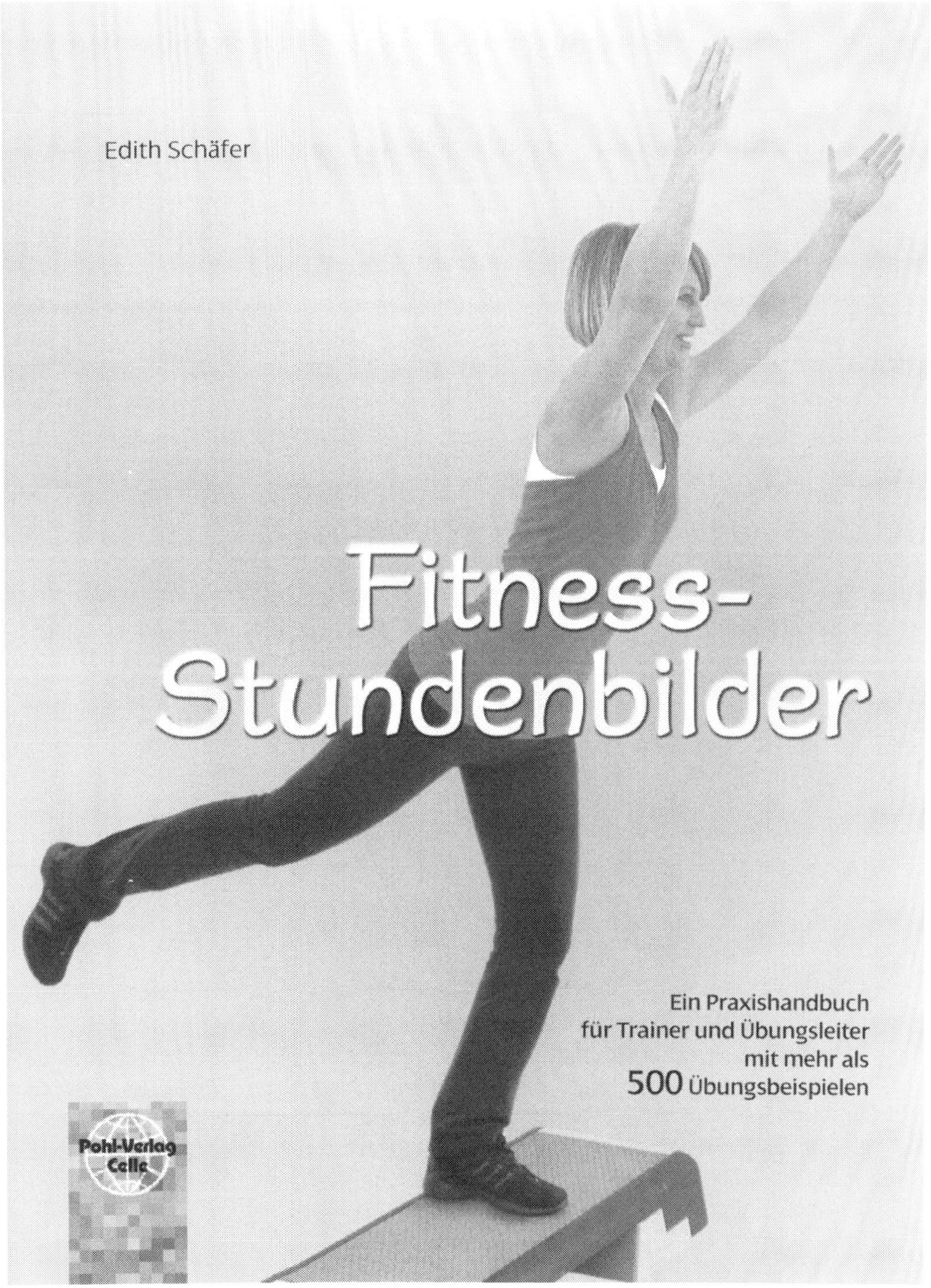

Pohl-Verlag Celle

3. Auflage, 2016

Verfasserin Edith Schäfer

Verlag Pohl-Verlag Celle GmbH
Jarnser Straße 46, 29331 Lachendorf
Telefon (05145) 285080-0
Telefax (05145) 285080-80
E-Mail verlag@pohl-verlag.com
Internet www.pohl-verlag.com

Fotos Wilhelm Ahrens

Printed in Germany
ISBN 978-3-7911-0269-6

Inhalt

Vorwort . . . 6
Einführung . . . 7
Auf ein Wort: Stretching . . . 8

Stundenbilder mit Geräten

Gemeinsam üben an der „Thera-Band-Spinne" . . . 10
Schnell in Form mit dem langen Thera-Band . . . 14
Ballooning – Training mit dem Luftballon . . . 19
Bodystyling mit Hanteln . . . 25
Flexi-Bar® – Kennenlernen des Schwungstabes . . . 29
Rückenfit am Step . . . 33
Rückenfit am Pezziball . . . 36
Dynamisch und kräftigend am Pezziball . . . 41
Spaß und Kräftigung an der Langbank . . . 46
Bewegung und Schwung mit Ball und Reifen . . . 52

Stundenbilder ohne Geräte

Immer gefragt – Bauch – Beine – Po . . . 58
Bewegung nonstop . . . 63
50plus – Bewegung von Kopf bis Fuß . . . 68

Stundenbilder mit Partner

Mit Partner – Gut in Form . . . 74
Mit Partner – Schwung und Kraft mit dem Stab . . . 79
Mit Partner und Ball . . . 83
Mit Partner – Rund mit Schwung und Reifen . . . 87
Mit Partner – Rhythmisch bewegen mit Ball und Reifen . . . 91
Mit Partner – An der Bank . . . 96

Stundenbilder Zirkel-Training

Fit im Zirkel – Bank-Zirkel . . . 102
Fit im Zirkel – Fitness-Zirkel . . . 106
Fit im Zirkel – Aerobic-Zirkel . . . 111

Quellennachweis . . . 118

Vorwort

Aus dem Angebot der Turn- und Sportvereine ist das Fitnesstraining nicht mehr wegzudenken, denn nur wer aktiv und gesund lebt, kann seine Leistungsfähigkeit erhalten oder steigern. Ob in der Vereinsgruppe oder im Kurs – um die Weichen in Sachen Fitness zu stellen, ist es nie zu spät. Musik und Bewegung, Spaß und ein gezielt durchgeführtes Muskeltraining bringen die Teilnehmer auch zu einer positiveren Lebenseinstellung.

Auf vielfachen Wunsch von Übungsleitern nach weiteren Anregungen für ihre Stunden wird die Serie der praktischen Anleitungs- und Handbücher fortgesetzt. 22 komplette Stundenbilder aus den unterschiedlichsten Bereichen bieten eine Fülle an Übungsstoff. Durch kurzen Text – klar gegliedert in „Aufwärmen", „Hauptteil" sowie „Ausklang" – und anschaulichen Fotos ist schnelles Umsetzen möglich. Dem Übungsleiter obliegt es, das Stundenbild auf seine Gruppe individuell abzustimmen, die Übungen zu steigern oder zu reduzieren und die entsprechende Musik einzusetzen. So ist es möglich, die Stundenbilder für Jugendliche, Erwachsene und Senioren abzuändern. Der Kreativität des Übungsleiters sind dabei keine Grenzen gesetzt.

An dieser Stelle danke ich allen herzlich, die mir bei der Umsetzung der Idee behilflich waren: Rudi Lütgeharm für den „Anschub" zum Buch, Isa, Manuela, Margret, Andrea, Martina, Anja, Petra, Kerstin und Steffi für geduldiges Posieren vor Wilhelm Ahrens' Kamera sowie Stefan Krebs für die Bereitstellung seines Praxisraumes. Dank auch an meine Gymnastikgruppe, mit der ich manche meiner Ideen auf ihre Praxistauglichkeit erproben konnte. Die Einkleidung der Models übernahm das Sporthaus Senke in Extertal-Bösingfeld. Nicht zuletzt gilt mein Dank meinem Mann für die geduldige Begleitung während der „Schreibphase".

Ich wünsche allen Lesern Lust und Freude an der Bewegung und erfolgreiches Wirken bei der Arbeit mit dem vorliegenden Buch nach dem Motto: Aktiv und gesund – die Leistungsfähigkeit steigern!

Edith Schäfer

Einführung

Der Einfachheit halber wurden die Bezeichnungen „Übungsleiter“ (abgekürzt ÜL) und „Teilnehmer“ gewählt, wohl wissend, dass in den meisten Fitnesskursen die Teilnehmerinnen Frauen sind.
Durch die dreiteilige Gliederung „Aufwärmen“, „Hauptteil“ und „Ausklang“ ist bei einigen Stundenbildern auch ein Austausch möglich, so dass der Übungsleiter auf immer wieder andere Zusammensetzungen zurückgreifen und die Stunde leistungsgerecht genau auf seine Gruppe abstimmen kann. So ergibt sich aus den einzelnen Stundenbildern eine Vielzahl an Variationsmöglichkeiten.

Für den Stundenablauf sei hier noch auf einige Dinge besonders hingewiesen:

Ausführung der Übungen
Alle Übungen sind stets rechts und links bzw. gegengleich auszuführen.

Grundspannung
Bei vielen Übungen ist das Aktivieren der Grundspannung unerlässlich, d. h.

- den Nacken strecken,
- die Schultern herunterspannen = nach hinten absenken,
- das Brustbein heben (strahlendes Brustbein),
- den Bauch in Richtung Rücken ziehen und
- die Gesäßmuskeln leicht anspannen.

Bei den Kräftigungsübungen in der Anspannungsphase ausatmen, ansonsten gleichmäßig ein- und ausatmen.

Zirkel-Training
Um Abwechslung in die Stunde zu bringen, lässt sich aus Übungen, die die Teilnehmer kennen, ein Zirkel-Training zusammenstellen. Auf die korrekte Ausführung der Übungen sollte der Übungsleiter allerdings besonderen Wert legen. Dazu kann man die Übungen vorher besprechen oder einmal kurz vormachen, da im späteren Durchgang keine Zeit für Korrekturen bleibt. Für einen reibungslosen Ablauf ist ein Aufbau der Stationen vor Stundenbeginn sinnvoll. Große Karten mit Strichzeichnungen und Kurzbezeichnungen, die an jeder Station ausliegen, erleichtern den Teilnehmern die Orientierung. Die Übungszeit an den einzelnen Stationen richtet sich nach dem Leistungsstand der Teilnehmer, die Pausen zum Stationswechsel sollten nicht zu kurz sein, da sich alle neu orientieren müssen.

Musik
Es hängt vom Übungsleiter ab, ob und wie viel er mit Musik arbeitet. Ich habe in meinen Gruppen die Feststellung gemacht, dass mit gut ausgesuchter Musik vieles besser, leichter und lockerer gelingt, die Musik motiviert und unterstützt. Die fortlaufend aufgenommenen Aerobic-Musiken sind hier eine große Hilfe, da sie einen durchgängigen Rhythmus haben. Man kann auch mit unterschiedlichen Tempi arbeiten, doch sollte man dann die Musikstücke genau kennen.

Auf ein Wort: Stretching

Nach einem intensiven Fitnesstraining empfinden die Teilnehmer das Stretching als angenehmen, wohltuenden Übergang zur Entspannung.

„Stretching ist aber nicht nur wichtig, um die Beweglichkeit zu erhalten. Stretching ist mehr. Es ist Ausgleichsgymnastik, Wohlfühlsport und Entspannungstechnik gleichzeitig. Denn: Es tut einfach gut, sich genussvoll zu strecken und die Muskeln in die Länge zu ziehen" (aus: Slomka/Regelin, „Stretching – aber richtig").

Da sich die Dehntechniken in den zurückliegenden Jahren mehrfach veränderten, andererseits sich die Übungen wiederholen, wird in diesem Buch auf eine Beschreibung verzichtet.

Grundsätzlich sollen durch das Basis-Dehnprogramm die fünf Grundbereiche

1. Oberschenkel – Vorderseite
2. Oberschenkel – Rückseite
3. Innere Beinmuskeln
4. Brustmuskeln
5. Nackenmuskeln

abgedeckt werden. Ergänzt um weitere drei Bereiche, nämlich

6. Bauchmuskeln
7. Gesäßmuskeln
8. Wadenmuskeln

und um die evtl. in der Stunde besonders beanspruchte Muskulatur, kann sich der Übungsleiter ein ausgewogenes Dehnprogramm zusammenstellen. Er entscheidet nach dem Stundeninhalt, ob, wann und wie viel gedehnt werden soll.

Fachliteratur:

Slomka, G./Regelin, P.: Stretching – aber richtig, München 2005.
Albrecht, K.: Stretching – Das Expertenhandbuch, 3. Auflage, Stuttgart 2001.
Albrecht, K./Meyer, S.: Stretching und Beweglichkeit, Stuttgart 2005.
Albrecht, K.: Stretching – Übungsprogramme für ein besseres Körpergefühl, München 2003.

Stundenbilder
mit Geräten

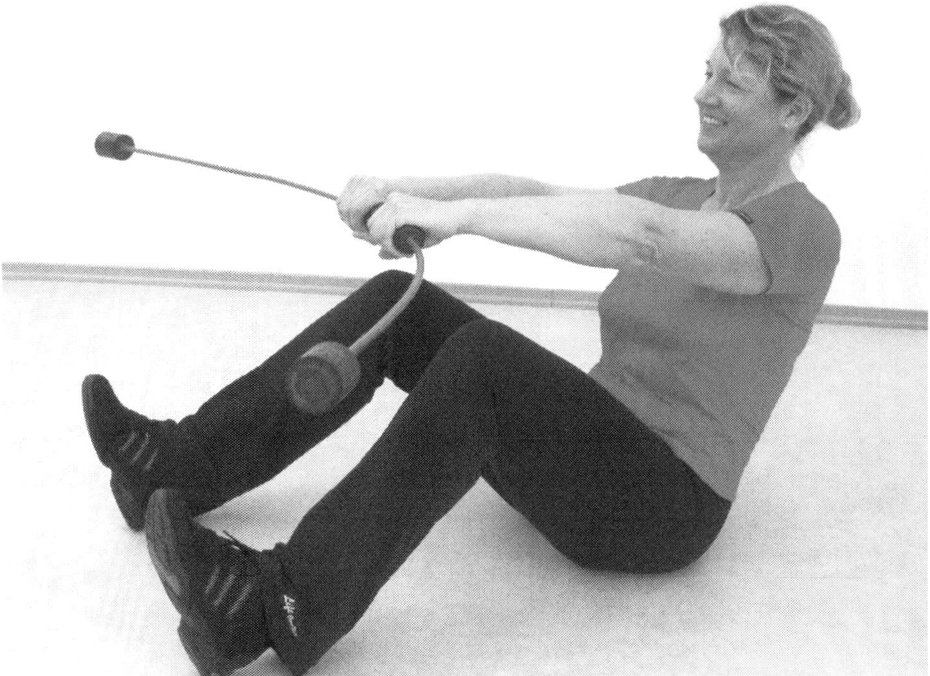

Gemeinsam üben an der „Thera-Band-Spinne"

Geräte: Je Teilnehmer ein 2 m langes Thera-Band (TB), Gymnastikmatten zur Entspannung.
Musik: Entsprechend der Altersgruppe.

Die Stärke der Thera-Bänder richtet sich nach dem Leistungsstand der Gruppe:
Gelb = leichter Zug
Rot = mittlerer Zug
Grün = stärkerer Zug
Bereits in der Ausgangsstellung ist das Thera-Band leicht gespannt. Es sollte niemals durchhängen!

Aufwärmen

Die Teilnehmer gehen/laufen kreuz und quer durch die Halle. Auf Zuruf finden sie sich

- zu Paaren,
- zu dritt,
- zu viert zusammen,

machen sich untereinander bekannt und gehen oder laufen weiter.
Beim nächsten „Zusammentreffen" werden die vier nachfolgenden Bewegungsmuster erarbeitet:

„Schau nach links – schau nach rechts"
Vier Gruppen stehen sich im großen Viereck gegenüber.
Die vier Bewegungsmuster werden den nummerierten Gruppen zugeordnet: Gruppe 1 = Bewegung 1, Gruppe 2 = Bewegung 2 usw.

Beispiel:

- Bewegung 1 = Gehen am Platz mit starkem Armeinsatz (march),
- Bewegung 2 = abwechselnd die rechte und linke Ferse vorsetzen (heel dig),
- Bewegung 3 = aus der Grätschstellung Körperverlagerung nach rechts und links (side to side) mit Schulterkreisen rückwärts,
- Bewegung 4 = Ausfallschritt rechts und links rückwärts (lunge), die Arme ziehen gebeugt mit rückwärts.

Alle beginnen mit ihrer Bewegung. Kommt das Kommando *„Schau nach links"* oder *„Schau nach rechts"* oder *„Schau nach gegenüber"*, schauen alle Teilnehmer ohne aufzuhören zu der anderen Gruppe, prägen sich deren Bewegung ein und übernehmen diese auf ein weiteres Kommando.

Hauptteil

Kräftigung der Arm- und aufrichtenden Muskulatur an der „Thera-Band-Spinne"

Paarweise halten die Teilnehmer die Enden des Thera-Bandes in der Hand. Nacheinander legen sie die Bänder so übereinander, dass ein „Spinnennetz" entsteht (die Partner stehen sich im Kreis gegenüber). Das letzte Paar legt das TB auf die anderen und tauscht unter dem „Netz" die Plätze. Dadurch entsteht der haltende Knoten, so dass alle Übungen gemeinsam ausgeführt werden können.

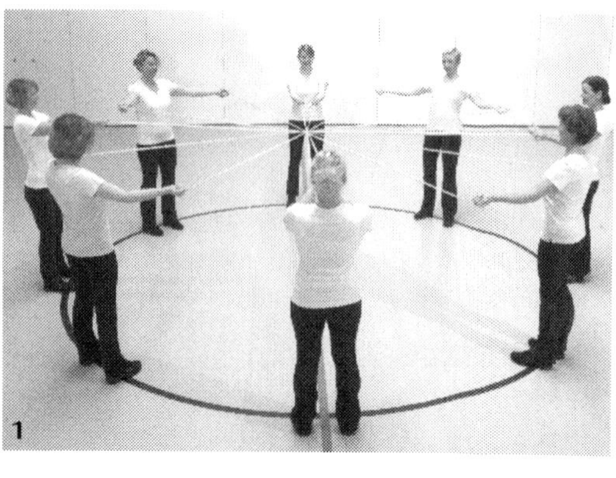
1

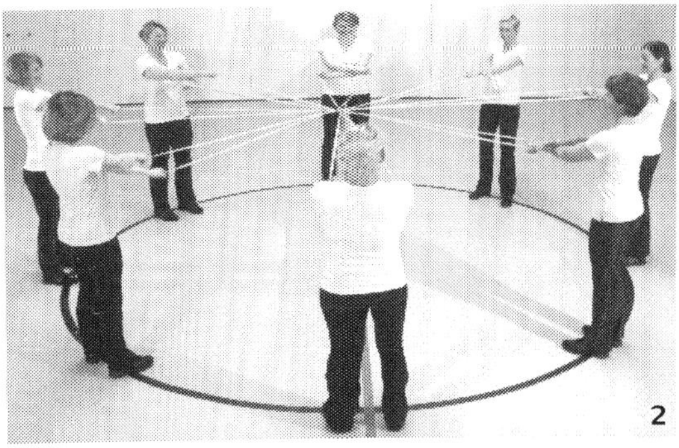

2

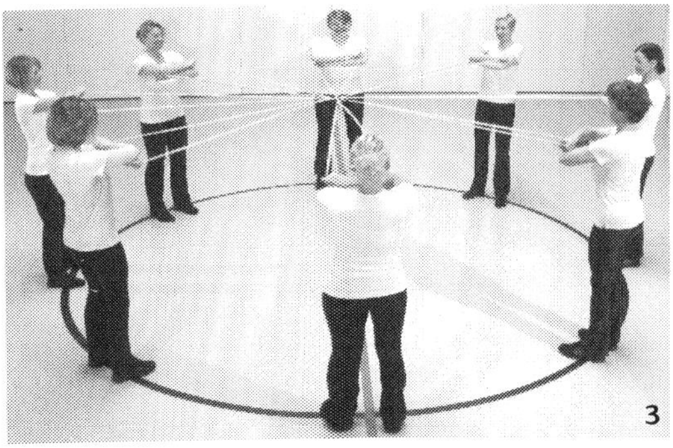

3

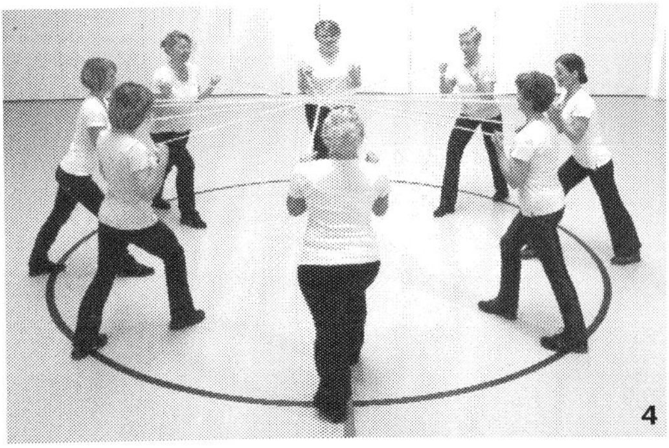

4

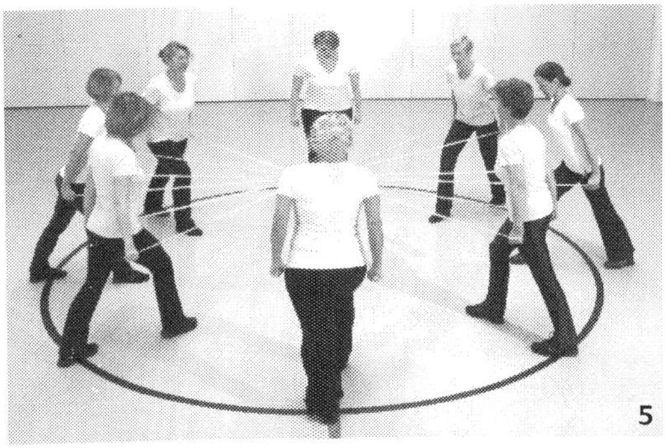

5

1. Arme öffnen – schließen

Grundstellung, abwechselnd die Arme öffnen (der Nebenmann schließt die Arme) und schließen (der Nebenmann öffnet die Arme).

- In der Tiefhalte,
- in der Vorhalte **(Abb. 1).**

2. Arme kreuzen

Grundstellung, die Arme abwechselnd überkreuzen.

- In der Tiefhalte,
- in der Vorhalte **(Abb. 2).**

3. Unterarme übereinanderschieben

Grundstellung, die Arme seitlich anheben, Unterarme beugen (Handrücken nach oben).

- Die Unterarme im Wechsel übereinanderschieben **(Abb. 3):** Erst langsam mit Nachfedern (2 Zz), dann schneller (1 Zz).

4. Bizeps-Curl

Ausfallschritt.

- Die Arme beugen **(Abb. 4)** und (nicht ganz) ausstrecken,
- auch im Wechsel rechts und links.

5. Trizeps-Curl

Ausfallschritt, die Arme beugen, dabei die Ellenbogen etwas nach hinten schieben.

- Die Unterarme strecken **(Abb. 5)** und beugen. Nur der Unterarm arbeitet!

6. Hochhalte-Unterarme beugen – strecken

Ausfallschritt mit dem Rücken zur Kreismitte, Arme in Hochhalte, Unterarme beugen.

❊ Die Unterarme strecken und wieder beugen.

7. U-Halte-Butterfly

Grätschstand, leichtes Plié, die Arme in U-Halte.

❊ Die angewinkelten Arme vor den Körper ziehen **(Abb. 6).**

Hinweis: Bei den Wiederholungen darauf achten, dass die Oberarme nicht absinken.

Diese Übung im Wechsel mit dem Nebenmann ausführen.

8. „Pfeil und Bogen"

Grundstellung, linke Schulter zur Kreismitte, Ausfallschritt rechts, die Innenhand einstützen, den äußeren Arm vor dem Körper in Schulterhöhe anwinkeln,

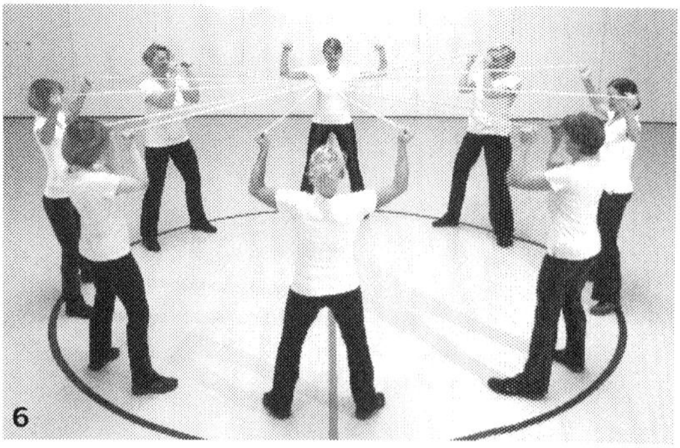

6

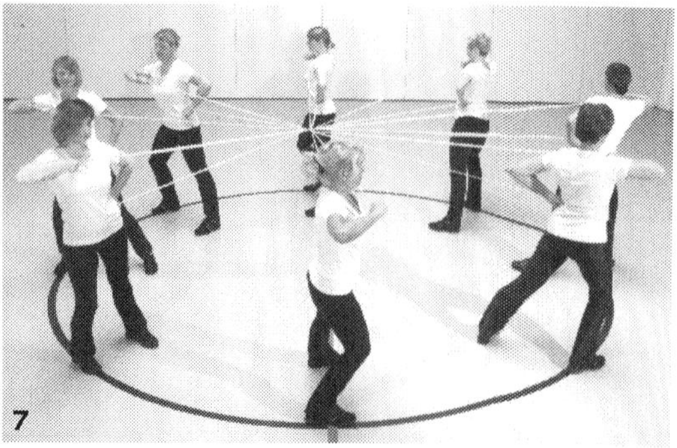

7

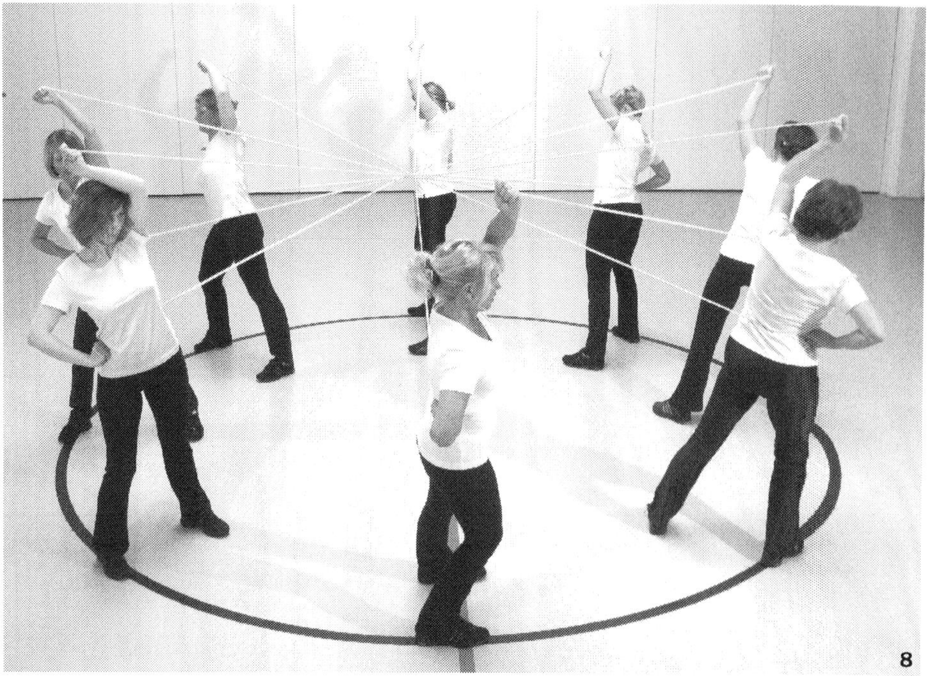

8

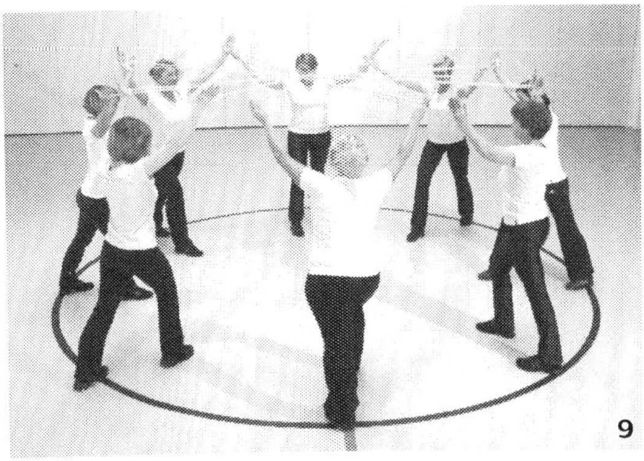

9

Ellenbogen nach außen, Handrücken nach oben.

- Den angewinkelten Arm nach außen schieben (Ellenbogen führt) **(Abb. 7)** und zurückführen.

9. Über die Seite ziehen

Grundstellung, linke Schulter zur Kreismitte, linker Arm in Hochhalte, die Außenhand einstützen.

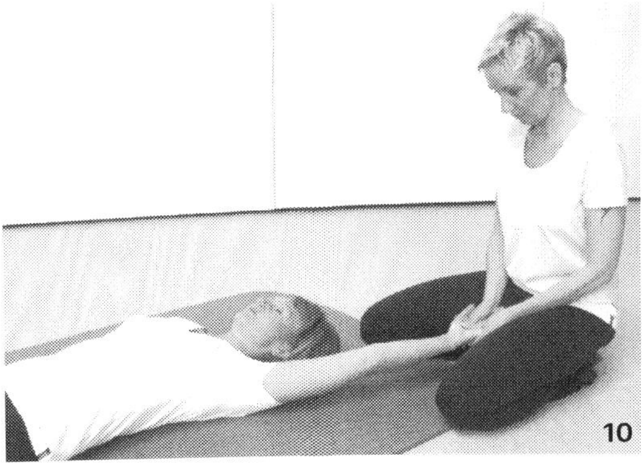

10

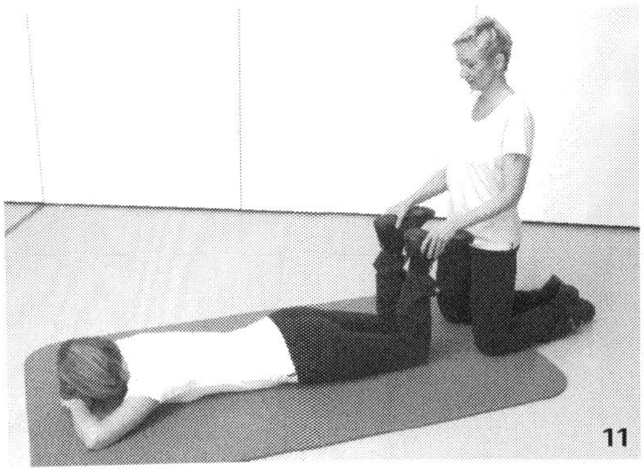

11

- Mit Ausfallschritt rechts den inneren Arm über den Kopf ziehen **(Abb. 8)** und wieder zurückführen in die Ausgangsstellung.

10. Aufrichtung

Ausfallschritt zur Mitte, die Arme in Tiefhalte, Hände offen. Der Daumen zeigt nach außen.

- Die Arme in Schräghochhalte führen (Daumen zeigt nach hinten) **(Abb. 9)** und wieder senken.

Ausklang

Entspannung prüfen, Schüttelungen:

Die Teilnehmer liegen in Rückenlage entspannt auf der Matte.

- Der Partner prüft durch vorsichtiges Anheben und wieder Ablegen von Fuß/Bein/Arm/Hand, ob der Liegende richtig entspannt ist.

Danach legen die Teilnehmer einen Arm schräg nach oben mit den Handrücken auf den Boden.

- Der Partner umfasst eine Hand mit seinen beiden Händen. Seine Daumen liegen auf der Handinnenfläche des Liegenden. Er hebt den Arm etwas an und schüttelt ihn leicht auf und ab **(Abb. 10).**

Anschließend werden in der Bauchlage bei angehobenen Unterschenkeln die Waden gelockert.

- Der Partner umfasst mit seinen Händen von oben die Fußsohlen und schüttelt die Unterschenkel leicht hin und her **(Abb. 11).**

Schnell in Form mit dem langen Thera-Band

Geräte: Thera-Bänder (TB), Farbe Rot = mittlerer Zug, 2 m lang; Matten für den Bodenteil.

Musik: Aerobic-Musik, Aufwärmen = ca. 120 BpM, Hauptteil = 110 BpM oder nach Ansage. Entspannungsmusik oder entsprechende Musik für einen Tanz.

Aufwärmen

Folgende Schritte werden in den ersten 5 Min. frei im Raum oder am Ort in Blockform locker aneinandergehängt geübt, um danach zu einer kleinen Kombination zusammengesetzt zu werden.

1.

16 Zz	March,
16 Zz	vier Schritte vor- und rückwärts,
16 Zz	side to side mit abwechselndem Schulterkreisen rückwärts,
16 Zz	side to side mit abwechselndem Armkreisen rückwärts.

2.

16 Zz	Double step-touch,
16 Zz	V-Step,
16 Zz	grapevine,
16 Zz	zwei Schritte vorwärts, Seitchassé, zwei Schritte rückwärts, Seitchassé.

Möglichkeiten je nach Leistungsvermögen der Gruppe

1.+2.	Nacheinander ausführen.
1.	Als vierteiligen Kanon ausführen.
1.+2.	Als zweiteiligen Kanon ausführen.
1.	Die Schritte um Arm- oder Beinbewegungen erweitern usw.

Hauptteil

Atmung: Bei jedem starken Zug des Thera-Bandes wird aus-, bei der Rückführung („lösen") eingeatmet.

Wichtig: Das Thera-Band sollte bereits in der Ausgangstellung einen leichten Zug haben und niemals durchhängen.

Alle Übungen werden je nach Leistungsfähigkeit 8- bis 16-mal wiederholt.

1. Arme heben

Grundstellung auf dem TB.

❊ Die Arme seitlich bis in Schulterhöhe anheben **(Abb. 1),** senken.

1a – Die Arme in Vorhalte anheben, senken.

1b – Die Arme abwechselnd in Vor- und Seithalte anheben.

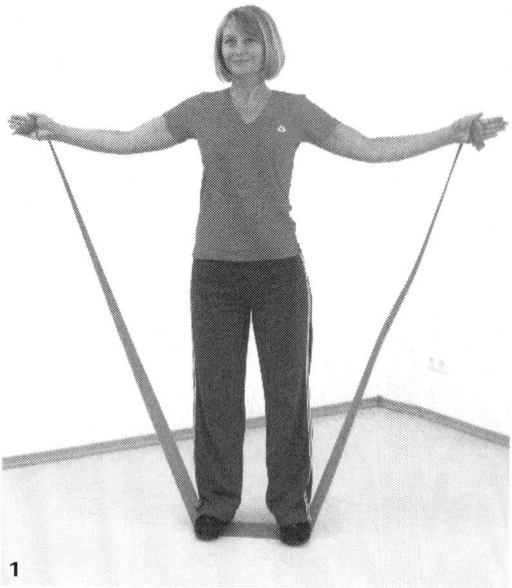

1

2. Arme vorhoch heben

Ausfallschritt, einen Fuß auf das TB stellen, Hände offen, Daumen zeigen deckenwärts.

❊ Die Arme schräg vorhoch führen („strahlendes Brustbein") **(Abb. 2),** senken.

3. Bizeps Curl

Ausfallschritt, Hände geschlossen, Arme vor dem Körper gebeugt.

❊ Die Unterarme nicht ganz ausstrecken, beugen **(Abb. 3).**

4. Trizeps

Ausfallschritt, Hände geschlossen, Arme gebeugt und Ellenbogen leicht nach hinten geschoben.

❊ Die Unterarme strecken **(Abb. 4),** beugen.

5. Arme schräg ziehen

Grundstellung auf dem TB.

❊ Das TB mit beiden Händen gefasst nach rechts bzw. links **(Abb. 5)** schräg zur Seite ziehen, lösen.

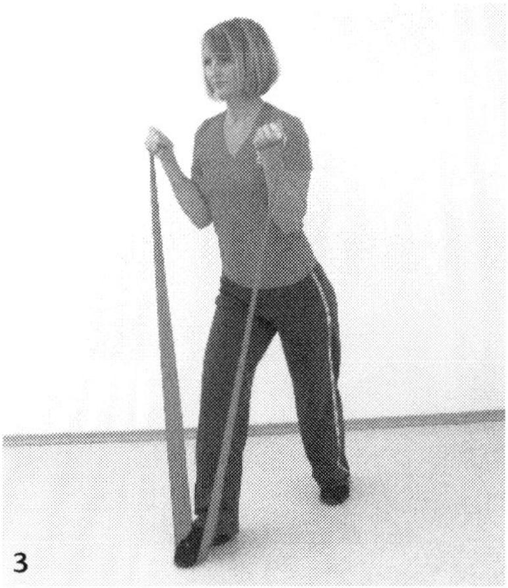
3

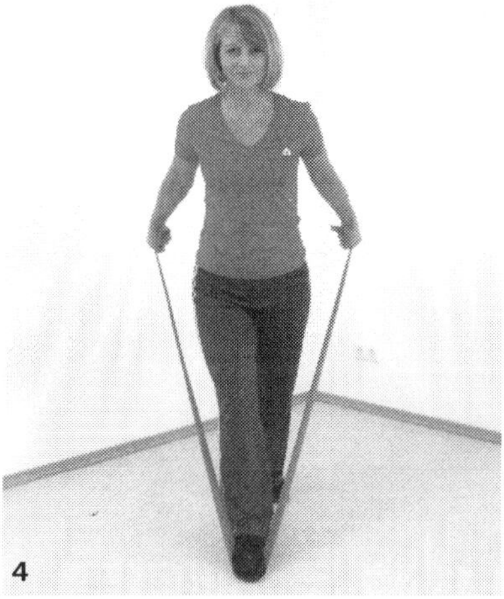
4

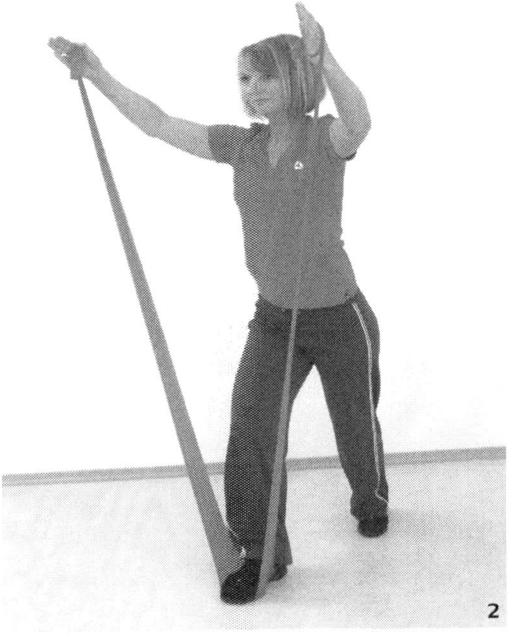
2

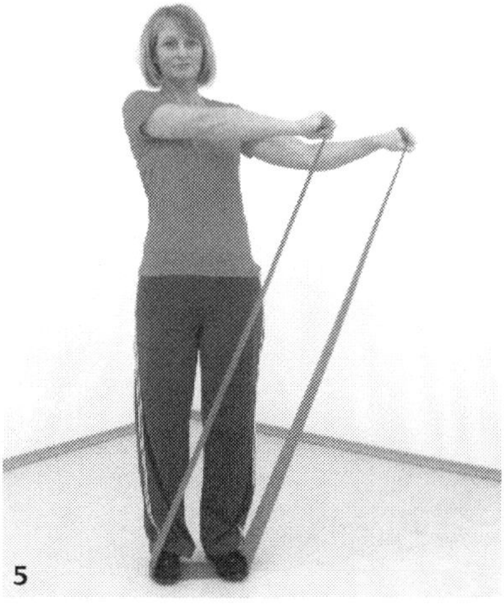
5

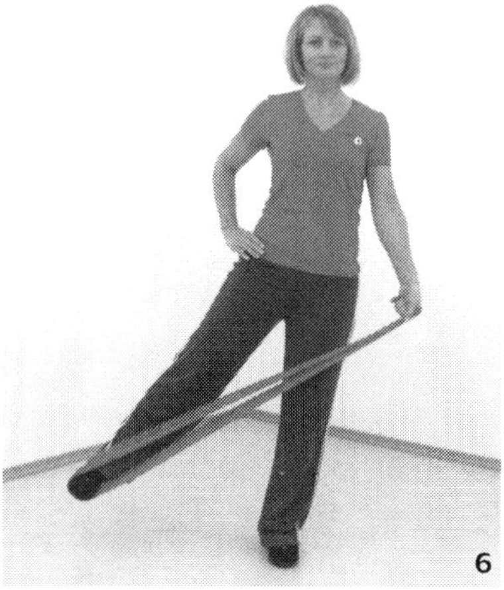

6

6. Bein abspreizen

Einen Fuß auf das TB stellen, beide Enden mit der Gegenhand halten.

✻ Das Bein seitlich anheben **(Abb. 6),** senken.

Erschwernis:

✻ Wie vor, aber zusätzlich den Gegenarm seitwärts hochziehen (Ellenbogen führt, der andere Arm kann in Seit- oder U-Halte angehoben werden).

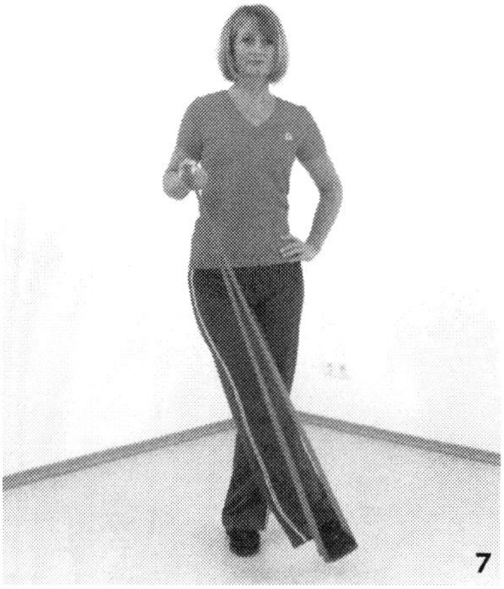

7

7. Bein kreuzen

Wie Übung 6, jedoch das TB auf der gleichen Seite fassen.

✻ Das Bein vor dem Körper kreuzen **(Abb. 7),** zurückführen.

8. Knie heben

Einen Fuß auf das TB stellen, das Bein gebeugt anheben.

✻ Das Bein strecken **(Abb. 8),** beugen.

9. Bein rückwärts heben

Einen Fuß auf das TB stellen.

✻ Das Bein rückwärts anheben, senken.

Erschwernis:

✻ Wie vor, aber zusätzlich die Arme vorhoch anheben **(Abb. 9).**

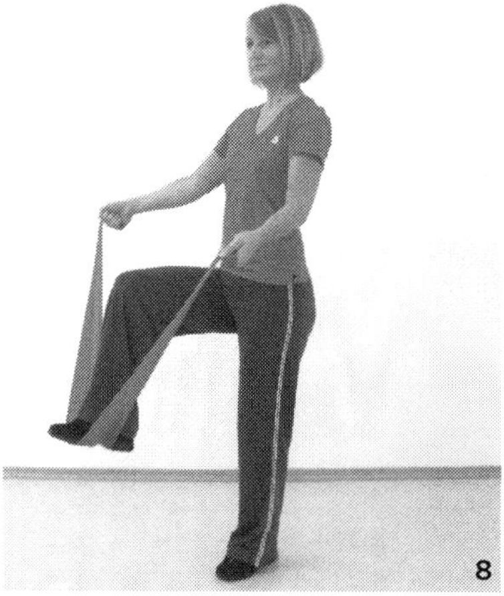

8

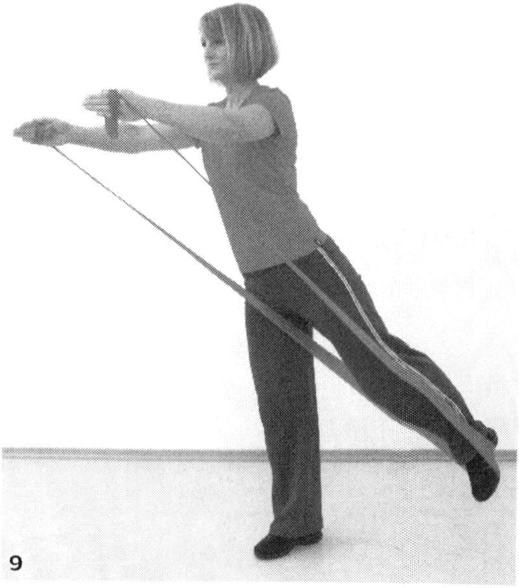

9

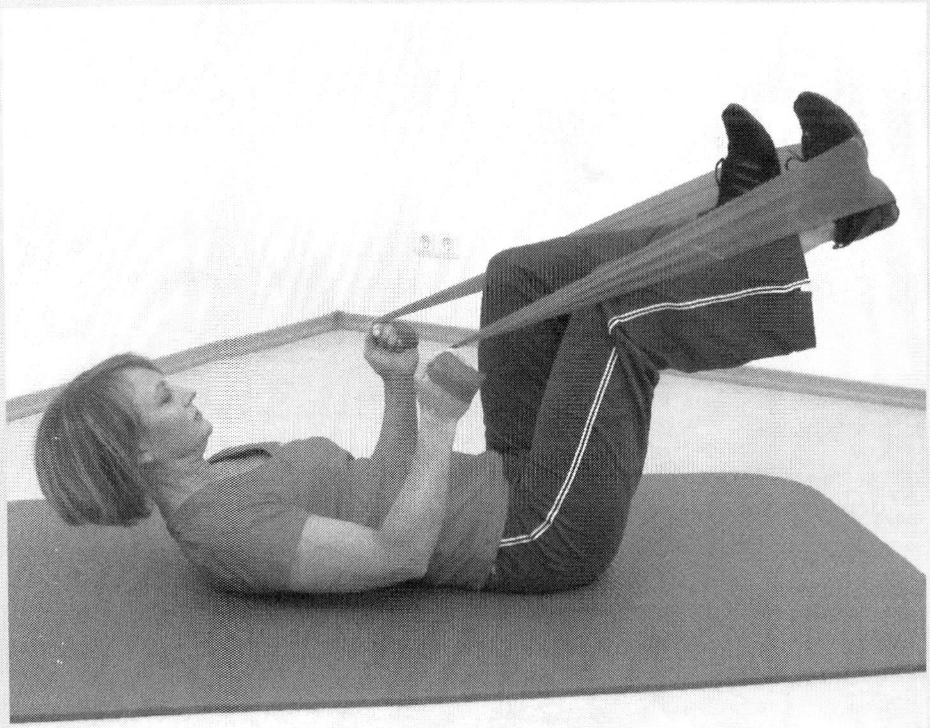

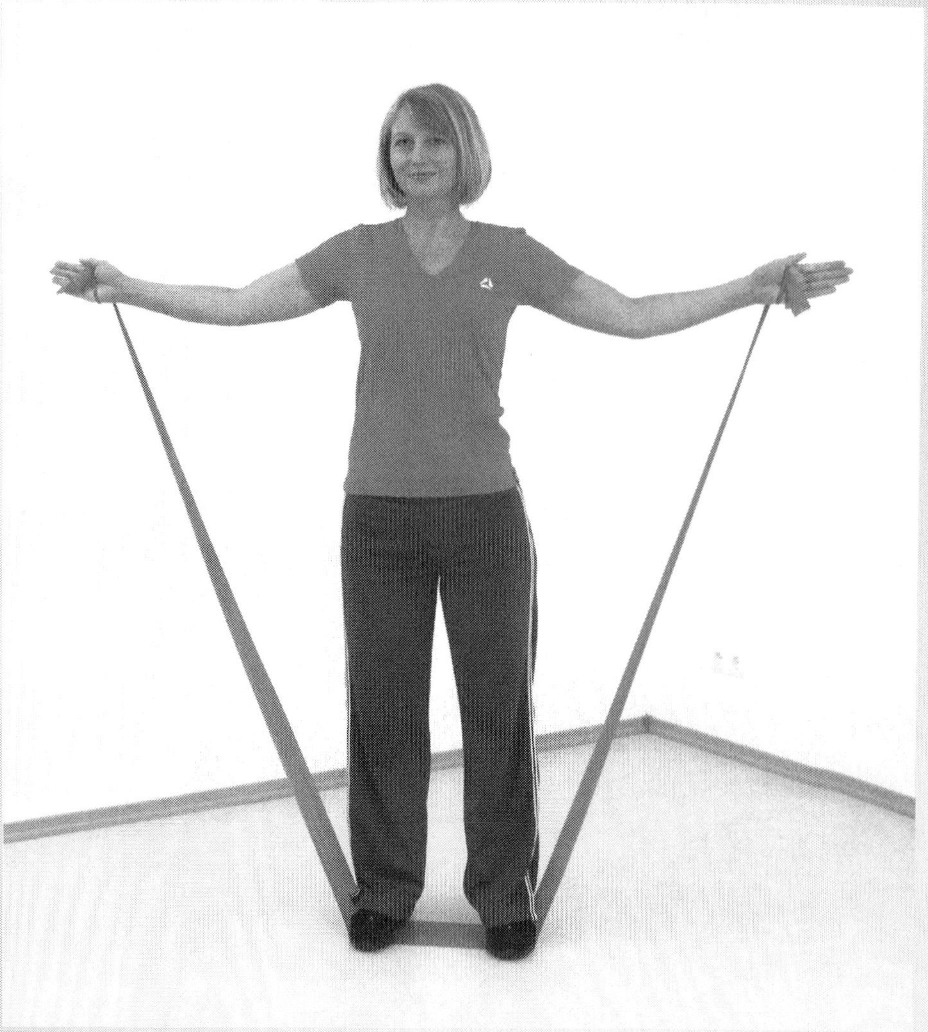

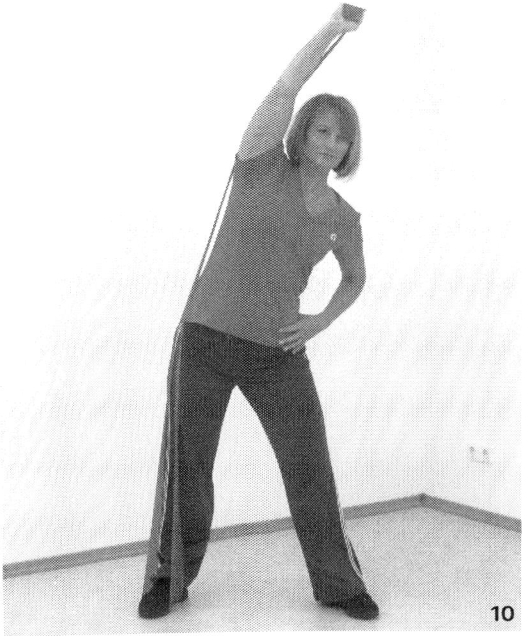

10

10. Seitneigen

Grundstellung, einen Fuß auf das Band stellen und beide Enden mit der Hand fassen.

❊ Den Oberkörper leicht zur Seite neigen, aufrichten und lösen.

Erschwernis:

❊ Im Ausfallschritt das TB über den Kopf zur Seite ziehen **(Abb. 10),** aufrichten und lösen.

11. Rückenstrecker/Diagonalzug

Vierfüßlerstand, das TB um einen Fuß legen, die Enden mit den Händen am Boden halten.

❊ Das Bein strecken **(Abb. 11a),** ranziehen.

Erschwernis:

❊ Wie vor, aber zusätzlich den Gegenarm nach vorn ausstrecken **(Abb. 11b).**

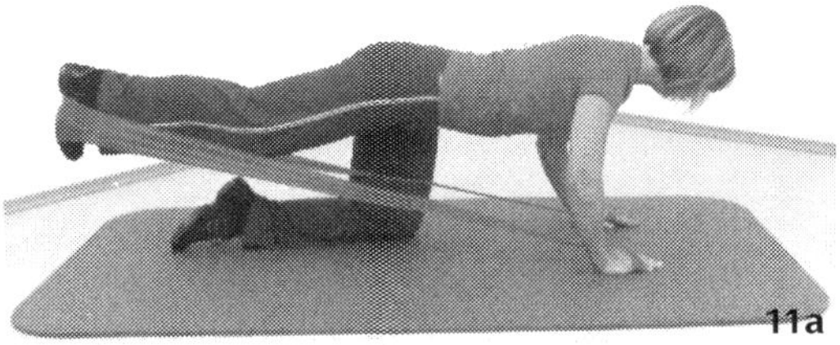

11a

12. Bein anwinkeln

Wie Übung 11, jedoch das Bein rechtwinklig anheben.

❊ Das Bein strecken, anwinkeln **(Abb. 12).**

13. Becken heben

Rückenlage, die Beine leicht beugen und das TB über die Fußsohlen legen. Die geöffneten Hände halten das TB neben dem Körper, der Daumen zeigt nach außen.

❊ Das Becken etwas anheben (deckenwärts schieben), senken **(Abb. 13).** Nur eine kleine Bewegung ausführen.

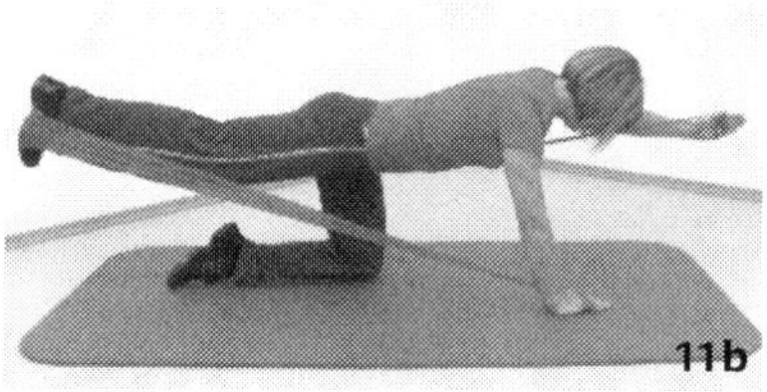

11b

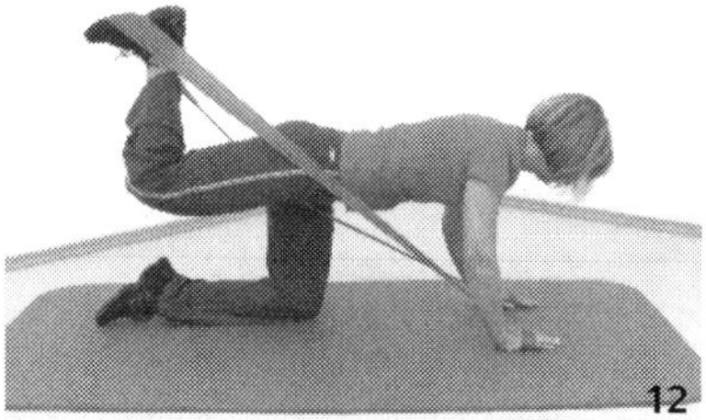

12

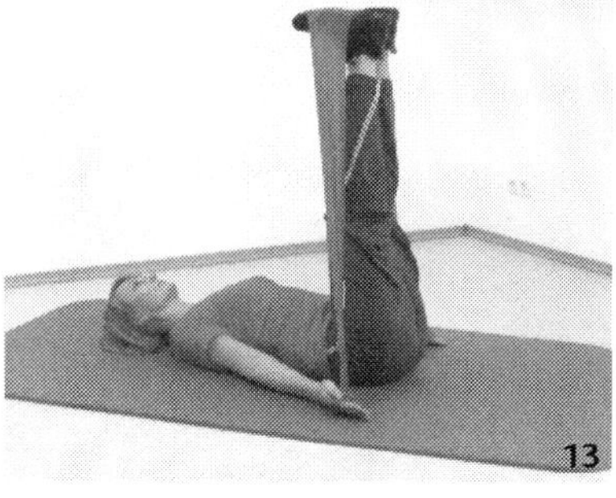

13

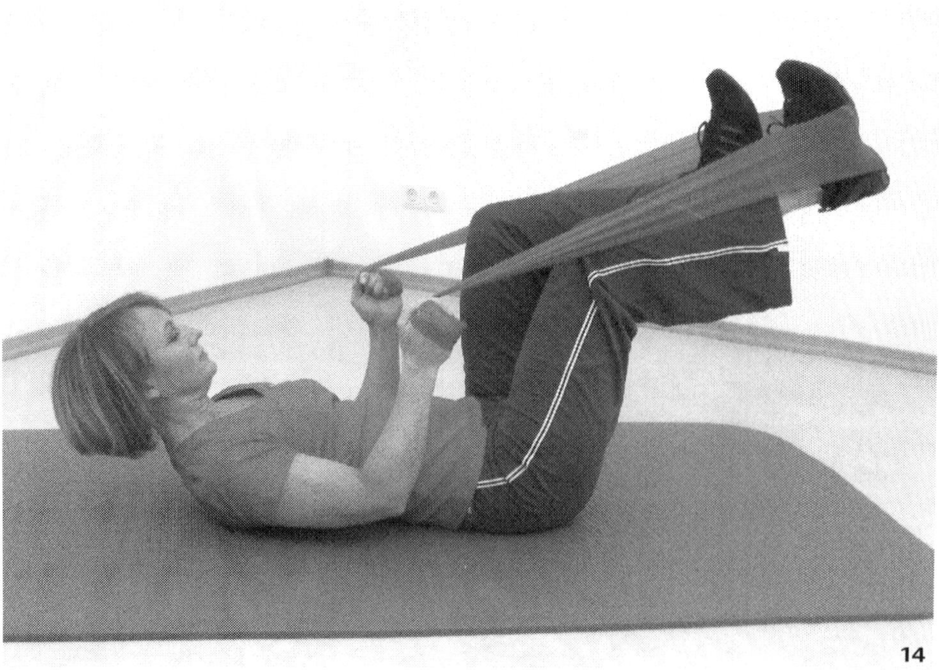

14

14. Beine schieben

Die Beine rechtwinklig anheben und das TB um die Fußsohlen legen, die Enden mit den Händen halten.

❊ Im Wechsel das rechte und linke Bein leicht vorschieben, zurückziehen.

Erschwernis:

❊ Wie vor, jedoch zusätzlich den Oberkörper leicht anheben **(Abb. 14).**

Ausklang

Mit einem fröhlichen Tanz gehen die Teilnehmer auseinander.

Musik: „Give me hope, Joana".

Aufstellung: Paarweise nebeneinander auf der Kreisbahn.

8 Zz Sieben Schritte vorwärtsgehen, auf Zz 8 „Tschüss" und mit einer 1/4-Drehung vom Partner weg nach außen bzw. innen drehen.

8 Zz Vier Schritte vorwärtsgehen, dabei die Arme heben, vier Schritte rückwärtsgehen, dabei die Arme senken und zum Partner zurückdrehen.

8 Zz 2-mal Klatsch in die Hände des Partners, 2-mal Klatsch auf die Oberschenkel. Alles einmal wiederholen.

8 Zz Dosado rechtsschultrig mit dem Partner und schräg nach rechts zurückgehen, so dass jeder vor einem neuen Partner steht.

Ballooning –
Training mit dem Luftballon

Vorbemerkung
Der Entwickler der Ballooning-Methode, Dieter Grabbe, bemerkt zum Training mit dem Luftballon u. a. Folgendes: *„Ballooning ist eine ganz neue Trainingsmethode, [...] verbessert die Fitness und sorgt für mehr Wohlbefinden. Durch einfache, spielerische Übungen werden die gesamte Muskulatur sowie die Tiefenmuskulatur des Rückens trainiert, die Haltung verbessert und der Stoffwechsel aktiviert. [...] Einige Übungen dienen dem Muskelaufbau und der Kräftigung, andere fördern die Koordination und den Gleichgewichtssinn, und schließlich gibt es noch entspannende Techniken"* (aus: Grabbe, „Ballooning").

Die Methode
Im Mittelpunkt steht die Resonanzbewegung, d. h. Schwingen oder Mitschwingen. Dadurch, dass mit den Händen oder anderen Körperteilen Druck auf den Ballon ausgeübt wird – erst langsam, dann immer schneller –, wird eine Schwingung erzeugt, die sich positiv auf den Körper und besonders die Tiefenmuskulatur auswirkt. Es gibt spezielle Ballons, die sogenannten DIDIballons©, die größer und fester sind, doch lässt sich das Training ohne weiteres auch mit herkömmlichen Luftballons durchführen. Schwergewichtige Teilnehmer sollten bei den Druckübungen am Boden allerdings auf die DIDIballons© ausweichen.

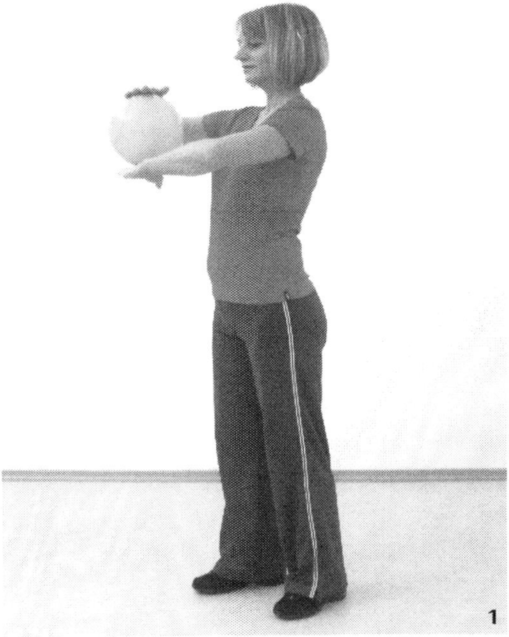

1

Geräte: Je Teilnehmer 2 Luftballons und eine Gymnastikmatte.

Musik: Ruhige Musik als Untermalung möglich.

Aufwärmen

Die Teilnehmer führen mit den aufgeblasenen Luftballons verschiedene Aufgaben aus, wobei der Ballon stets in der Luft gehalten werden soll. Den Ballon
- mit einer oder beiden Händen antippen,
- mit dem Ellenbogen/dem Knie/dem Fuß/dem Kopf antippen,
- wie vor, jedoch paarweise gegenüber einen Ballon zuspielen.

Hinweis: Bei allen Übungen ist verstärkt auf die Grundspannung zu achten!

1. Um die Hände rollen
Beckenbreiter Stand, Gesäß leicht angespannt. Der Ballon liegt zwischen den ausgestreckten Händen, die Oberarme sind in Schulterhöhe angehoben.
- Mit leichtem Druck den Ballon um die Hände kreisen lassen und dabei langsam den Druck verstärken **(Abb. 1).** Die Richtung wechseln.

2. Gegengleich kreisen

Einbeinstand links, rechtes Bein gestreckt anheben, Ballon mit der rechten Hand umgreifen.

- Mit dem angehobenen Bein im und mit dem Ballon gegen den Uhrzeigersinn kreisen **(Abb. 2).** Jede Seite 15 Sek., dann Seiten wechseln.

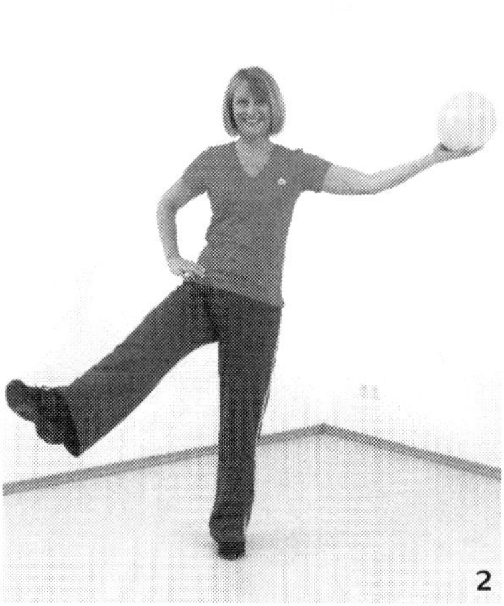

2

Hauptteil

Kräftigungsübungen

Übungen mit dem *nicht aufgeblasenen* Ballon:

3. Arm- und Schultermuskulatur

Beckenbreiter Stand, den Ballon an den Enden fassen, die Arme in Vorhalte heben, den Ballon etwas auseinanderziehen.

- Die Hände umdrehen (Handrücken zum Boden) **(Abb. 3a)** und wieder zurückdrehen, 8-mal wiederholen. Dann die Arme in Hochhalte führen, 5 Sek. halten.
- Anschließend die Arme vor dem Körper in den rechten Winkel ziehen (die Unterarme berühren sich). 8-mal mit den Händen den Ballon auseinanderziehen, die Ellenbogen bleiben zusammen **(Abb. 3b),** zurückführen.

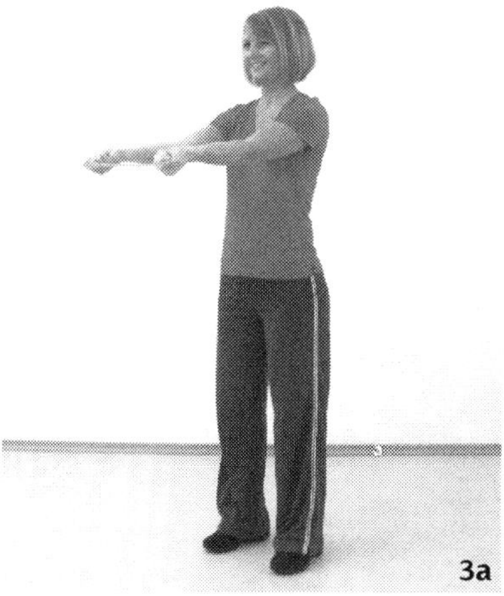

3a

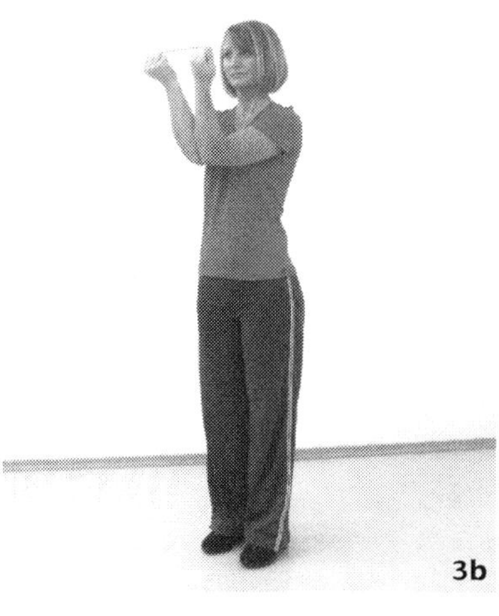

3b

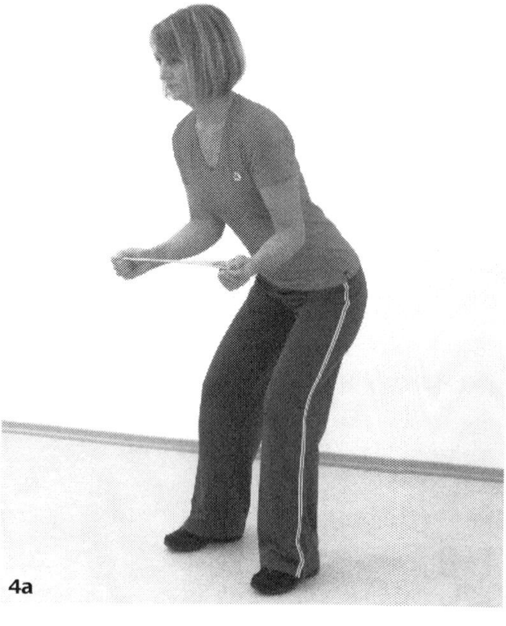

4a

4. Außenrotatoren
Beckenbreiter Stand, Oberkörper mit gestrecktem Rücken leicht vorneigen, die Oberarme am Körper fixieren, Unterarme anwinkeln **(Abb. 4a).**

- 8-mal den rechten Unterarm nach außen und wieder zurückbewegen, die Arme ausschütteln und 8-mal den linken Unterarm nach außen **(Abb. 4b)** und innen bewegen.
- Anschließend beide Unterarme nach außen führen und 5 Sek. halten.

Übungen mit dem *aufgeblasenen* Ballon:

5. Arm-, Schulter- und Brustmuskulatur
Beckenbreiter Stand, Ballon in Vorhalte mit beiden Händen unter Druck halten.

- 8-mal die Arme abwechselnd in die Hoch- und Tiefhalte führen.
- Anschließend den Ballon in der Vorhalte (Schultern zurückschieben) 10 Sek. in Resonanz bringen **(Abb. 5).**

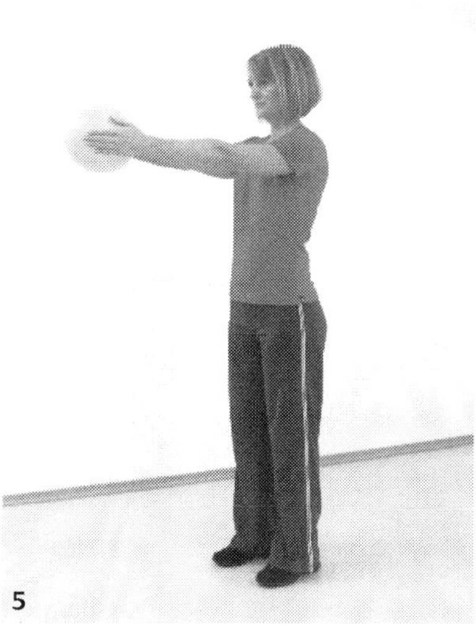
5

6. Hintere Arm- und Rückenmuskulatur
Beckenbreiter Stand, Oberkörper mit gestrecktem Rücken leicht vorneigen, die Arme halten den Ballon mit leichtem Druck hinter dem Rücken **(Abb. 6).**

- 8-mal die Arme heben und senken. Die Arme angehoben halten und den Ballon 10 Sek. in Resonanz bringen.

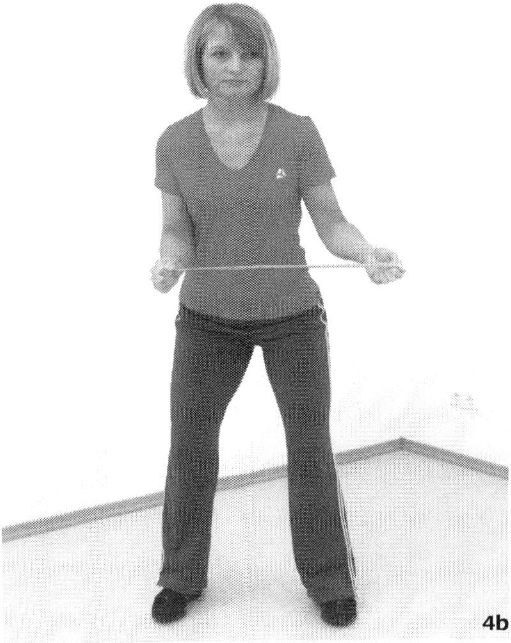
4b

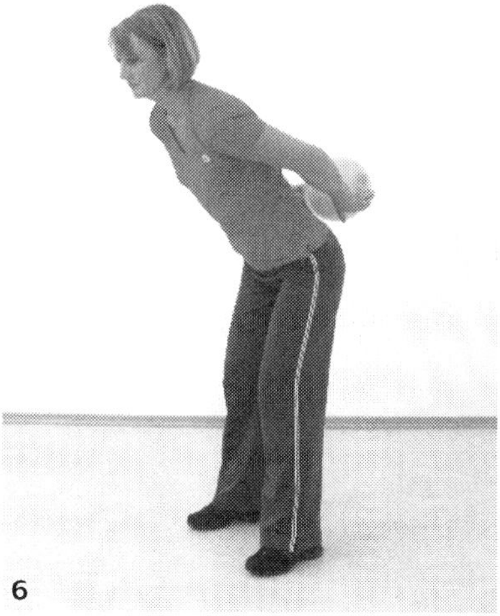
6

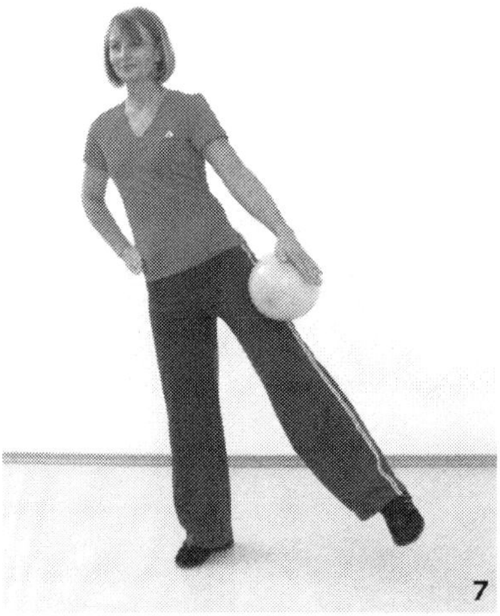

7

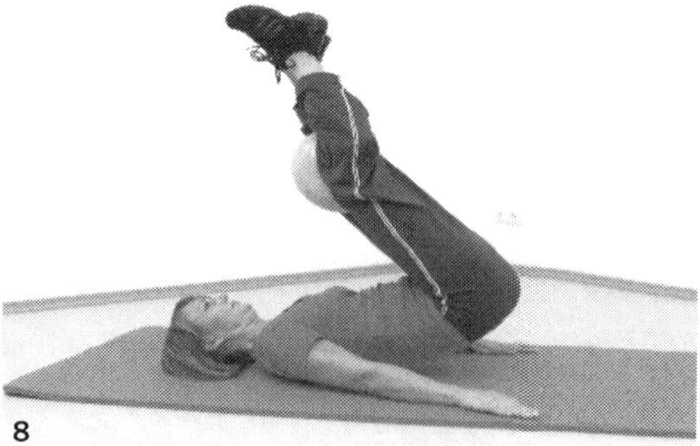

8

7. Seitliche Bein-, Gesäß-, Bauch- und Rückenmuskulatur

Beckenbreiter Stand auf dem rechten Bein, rechte Hand einstützen, das linke Bein seitwärts gestreckt anheben und den Ballon mit der linken Hand an den linken Oberschenkel legen **(Abb. 7).**

❊ 8-mal das linke Bein etwas mehr anheben, dabei auf den Ballon Druck ausüben, das Bein senken, den Druck lösen. Anschließend das Bein ca. 10 Sek. angehoben halten und den Ballon in Resonanz bringen.

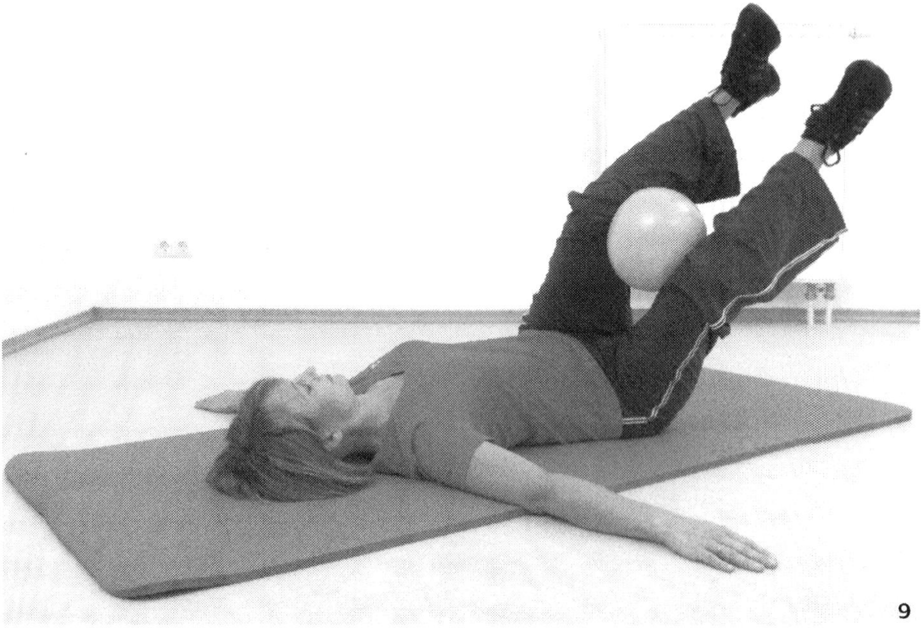

9

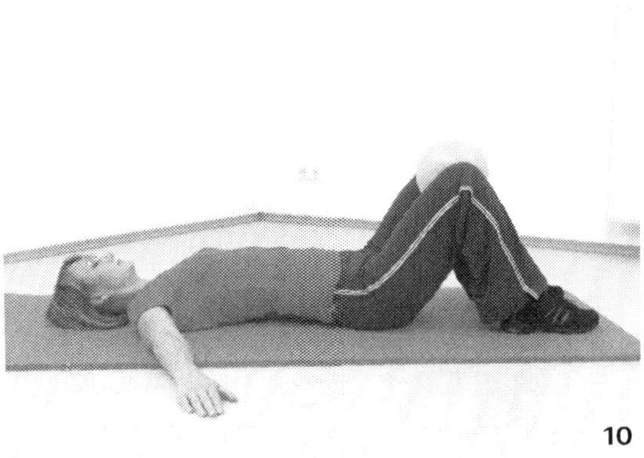

10

* 8-mal bei gleichmäßiger Atmung die Beine langsam nach rechts **(Abb. 9)** und links bewegen. In der Ausgangsposition ca. 5 Sek. halten und einmal wiederholen.

10. Gesäß-, Becken- und Beinmuskulatur
Rückenlage, Füße aufstellen und den Ballon mit Druck zwischen den Knien halten.
* 8-mal das Becken leicht kippen und aufrichten (der Rücken bleibt am

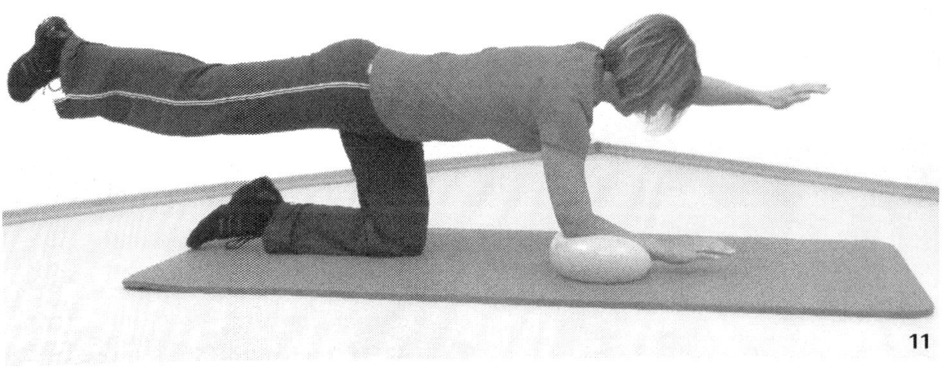

11

8. Bauchmuskulatur
Rückenlage, Ballon mit Druck zwischen den Knien halten, Füße schließen. Die Arme liegen seitlich am Boden.
* 8-mal mit der Ausatmung und Bauchspannung die Beine zum Körper ziehen (das Becken hebt leicht ab), mit der Einatmung die Beine zurückschieben und das Becken senken,
* 8-mal die fast ausgestreckten Beine in kleinen schnellen Schüben zur Decke schieben **(Abb. 8)**,
* wie vor, jedoch nur jeweils 4-mal wiederholen.

9. Schräge Bauchmuskulatur
Rückenlage, Beine rechtwinklig anheben, Ballon mit Druck zwischen den Knien halten. Die Füße schließen. Die Arme liegen seitlich am Boden.

Boden), danach das Becken gekippt halten und mit den Beinen den Ballon ca. 10 Sek. in Resonanz bringen **(Abb. 10)**.

Balance

11. Balance und Ganzkörperkräftigung
Vierfüßlerstand, der rechte Unterarm drückt auf den Ballon.
* Langsam das rechte Bein nach hinten und den linken Arm nach vorn ausstrecken. Mit der Körperspannung die Balance halten, das Becken bleibt gerade **(Abb. 11)**.

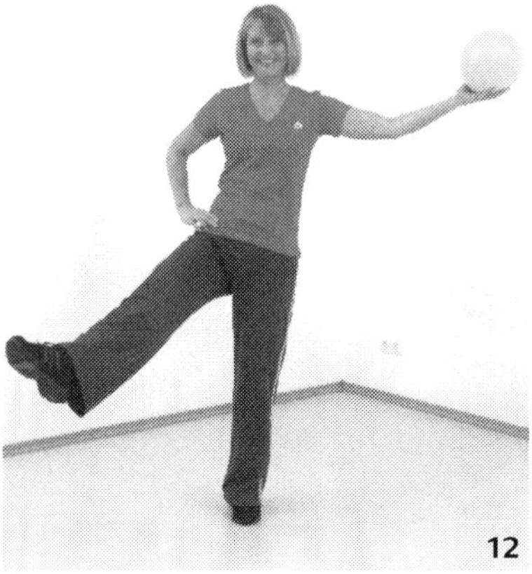

12

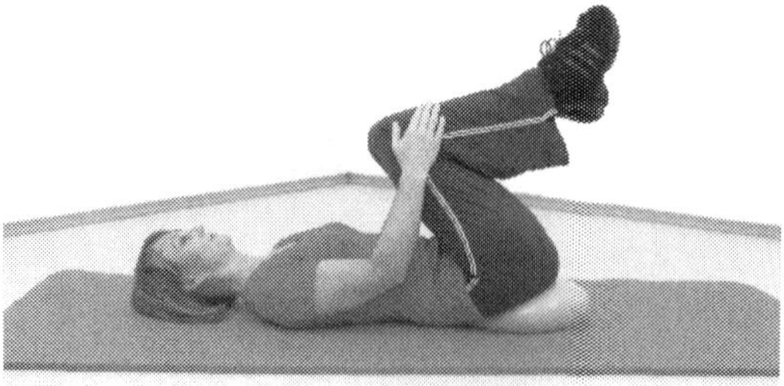

13

12. **Übung 2 aus dem Aufwärmprogramm**
Einbeinstand – Achterkreisen mit Arm und Bein (siehe S. 22) **(Abb. 12).**

Ausklang

Entspannung

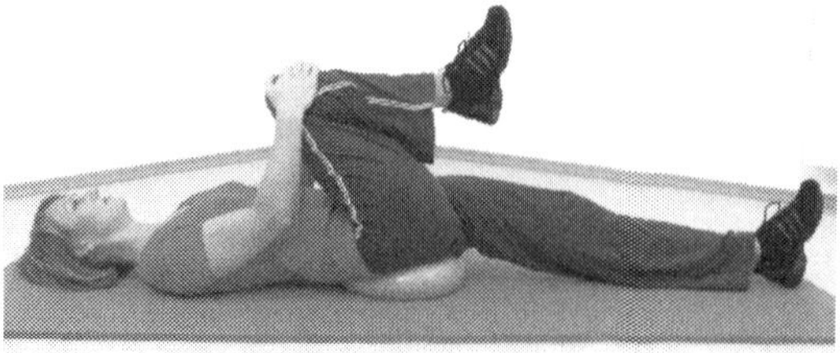

14

13. Beine zum Brustkorb
Rückenlage, der Ballon liegt unter dem Gesäß.

- Mit den Armen die Beine mit leichten Schwingungen zum Brustkorb ziehen **(Abb. 13).**

14. Ein Bein ausstrecken
Rückenlage, der Ballon liegt unter dem Gesäß.

- Ein Bein dicht an den Körper ziehen, das andere Bein zum Boden ausstrecken, die Ferse aufsetzen. Leicht wippen oder ruhig liegen bleiben und die Entspannung genießen **(Abb. 14).**

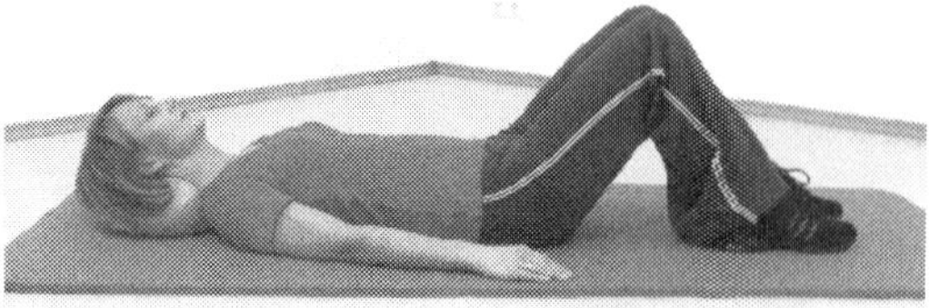

15

15. Resonanz mit dem Kopf
Rückenlage, Füße aufstellen. Der Ballon liegt unter dem Kopf.

- Mit dem Kopf langsame Resonanzbewegungen ausführen, dabei tief ein- und ausatmen (löst Blockaden im Schulter-Nackenbereich!) **(Abb. 15).**

Bodystyling mit Hanteln

Vorbemerkung zum Hanteln-Training
Die Handgelenke bleiben in neutraler Stellung (Unterarm und Hand bilden eine Linie), die Ellenbogen werden nicht ganz durchgestreckt!
Die Anzahl der Wiederholungen richtet sich nach dem Leistungsstand der Teilnehmer. 16 Wiederholungen – eine kurze Pause – und noch einmal 16 Wiederholungen können für den Anfang genügen.

Geräte: Je Teilnehmer zwei Hanteln (Es gibt Hanteln von 500 g an aufwärts. Das Gewicht sollte auf den Leistungsstand der Teilnehmer abgestimmt sein.) sowie eine Gymnastikmatte.

Musik: Aufwärm-Musik im 4/4-Takt – 120 BpM, Kräftigung – 105 BpM. Tanz: CD Helmut Lotti „Out of Africa" – Titel „Pata Pata" — freie Version.

Aufwärmen
Die Teilnehmer gehen mit folgenden Schritten (die sich im Abschlusstanz wiederholen) nach der Musik frei durch den Raum:
- Schritte vorwärts,
- Nachstellschritte vorwärts,
- die rechte Ferse vorsetzen (1+2), auf 3+4 drei schnelle Schritte am Platz ausführen (rechts-links-rechts),
- gegengleich wiederholen,
- im Stand Schritt rechts seitwärts und mit dem linken Bein überkreuz einen Kick ausführen,
- gegengleich wiederholen.

Die Schritte einige Male wiederholen.

Aufwärmkombination im Block:

16 Zz	March,
16 Zz	V-Gehen = vier Schritte schräg rechts vorwärts, vier Schritte zurück, mit 1/4-Drehung links desgleichen nach links,
16 Zz	double steptouch,
16 Zz	V-Step.

Mehrere Male wiederholen, dann diese Formen mit Armbewegungen ergänzen:

16 Zz	March, die Arme in Walking-Haltung intensiv bewegen,
16 Zz	V-Gehen, auf jeweils Zz 4 Beinkick mit Klatsch,
16 Zz	double steptouch, auf jeweils 1+3 die Arme (wie einen Sektkelch) nach oben führen, auf 2+4 senken,
16 Zz	V-Step, nacheinander auf 1+2 die Arme in die Hochhalte führen, auf 3+4 senken.

Einige Male wiederholen.

8 Zz	Side to side = Verlagerung nach rechts und links,
8 Zz	side to side, dabei abwechselnd die linke und rechte Schulter zurückkreisen,
8 Zz	wie vor, jedoch die Arme dabei etwas mit hochziehen = der Ellenbogen führt (1/2 Arm),
8 Zz	wie vor, jedoch Armrückkreisen (langer Arm).

Nun wieder zurück: Je 8 Zz langer Arm, 1/2 Arm, Schulter, nur side to side.
Einige Male wiederholen.

Hauptteil
Kräftigung der Rücken-, Schulter-, Arm- und Bauchmuskulatur
Hinweis: Bei allen Übungen ist verstärkt auf die Grundspannung zu achten!

1. Aushängen
Stand, Knie leicht beugen, Arme seitlich am Körper.
- Mit dem Gewicht der Hanteln nach rechts **(Abb. 1, siehe S. 26)** und links „aushängen", d. h. seitlich neigen,

* wie vor, jedoch mit steptouch verbinden.

Das Aushängen kann zur Entlastung zwischen den nachfolgenden Übungen immer wieder durchgeführt werden.

2. Außenrotation

Stand, Knie leicht beugen, Arme seitlich am Körper.

* Durch Drehung im Schultergelenk die Hände nach außen drehen und die Schulterblätter zusammenziehen **(Abb. 2).**

3. Rudern

Ausfallschritt, vorderes Bein beugen, die Arme in Vorhalte.

* Die Arme zum Körper ziehen, Ellenbogen eng am Körper und die Schulterblätter zusammenziehen **(Abb. 3).**

4. Push down

Stand, Knie leicht beugen, die Arme in Schräghochhalte führen.

* Die Arme nach unten hinten in die W-Halte ziehen **(Abb. 4).**

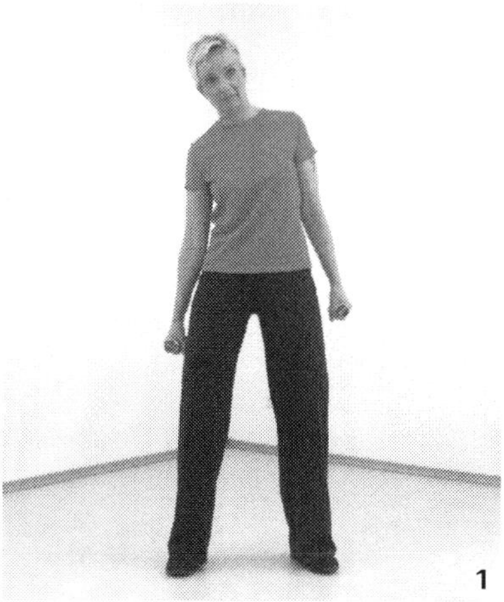

1

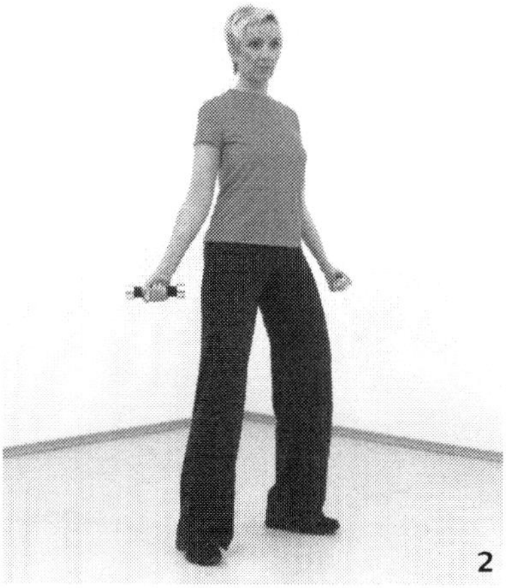

2

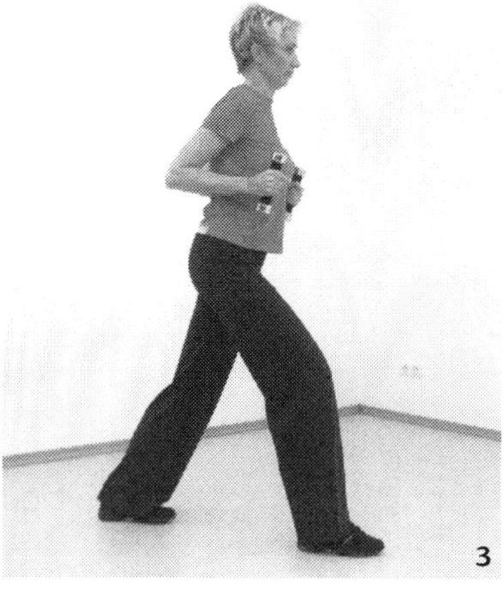

3

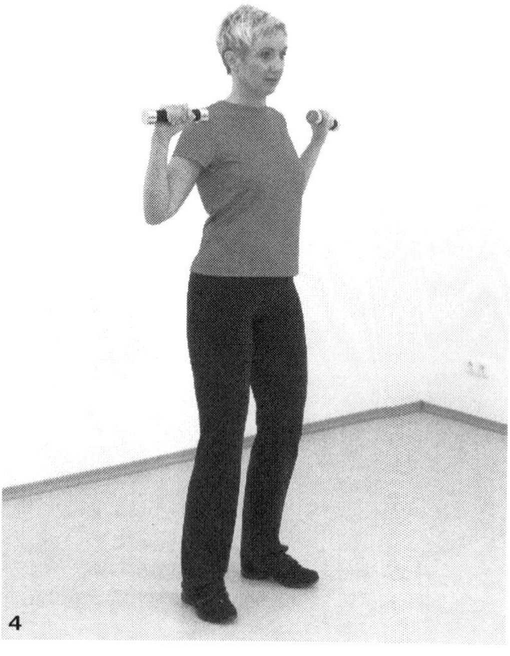

4

5. Butterfly

Stand, Knie leicht beugen, die Arme in U-Halte heben.

❊ Die angewinkelten Arme in dieser Höhe vor dem Körper fast zusammenführen **(Abb 5).**

6. Trizeps-Curl

Stand, Knie leicht beugen, die Arme in Hochhalte.

❊ Die Unterarme hinter den Kopf senken **(Abb. 6)** und wieder strecken.

7. Crunch

Rückenlage, Füße beckenbreit aufstellen und die Fersen in den Boden drücken, die Arme vor der Brust kreuzen.

❊ Mit der Ausatmung den Oberkörper anheben **(Abb. 7).** Mit der Einatmung etwas senken und wiederholen.
Achtung: Dabei auf die richtige Kopfhaltung achten.

8. Diagonal-Crunch

Wie vor.

❊ Mit der Ausatmung den Oberkörper nach rechts **(Abb. 8)** anheben und den linken Arm diagonal nach rechts am rechten Knie vorbeiführen. Zurück in die Mitte, die Arme wieder kreuzen, jedoch den Oberkörper nur leicht absenken. Wie vor, jedoch gegengleich ausführen.

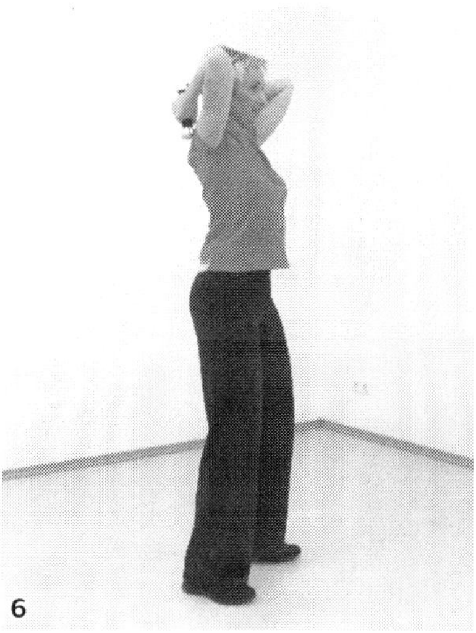

6

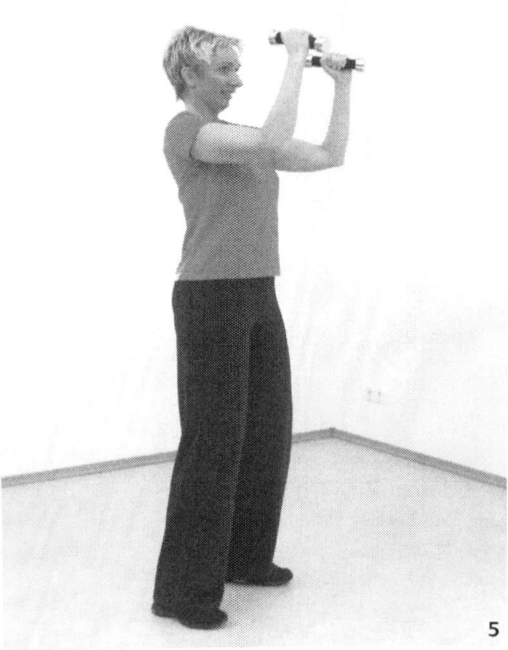

5

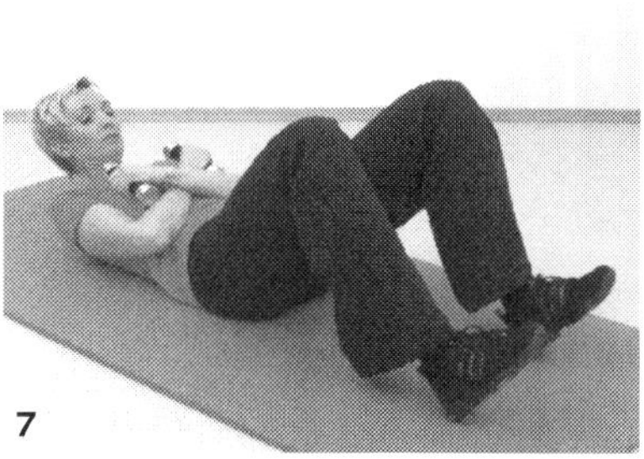

7

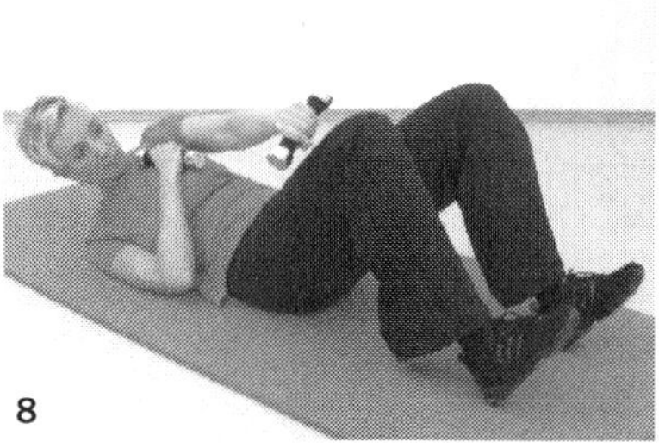

8

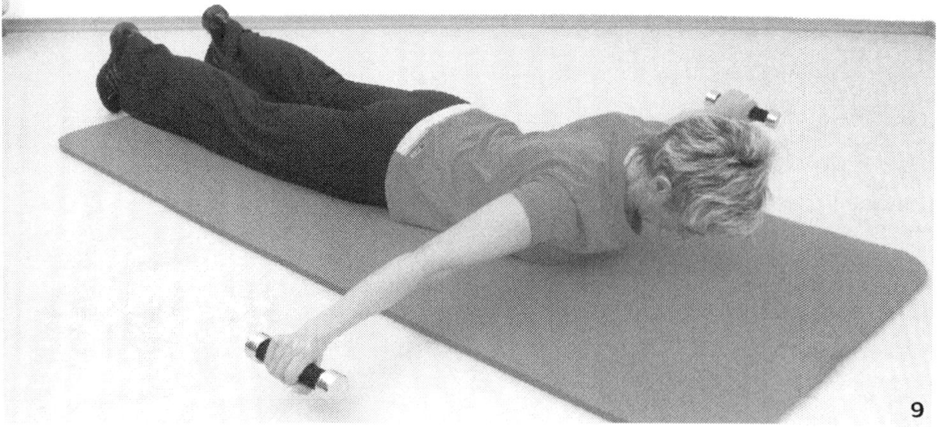

9

9. Albatros

Bauchlage, die Arme in Schulterhöhe am Boden, Stirn bodenwärts.

- Durch ruhiges Ein- und Ausatmen den Oberkörper (und die Arme) heben **(Abb. 9)** und leicht senken. *Achtung:* Die Grundspannung verstärken, den Bauch von der Matte weg in Richtung Rücken ziehen.

Variationen:

- Wie vor, jedoch die Arme in U-Halte heben **(Abb. 10)**,
- wie vor, jedoch die Arme aus der U-Halte abwechselnd nach vorn ausstrecken.

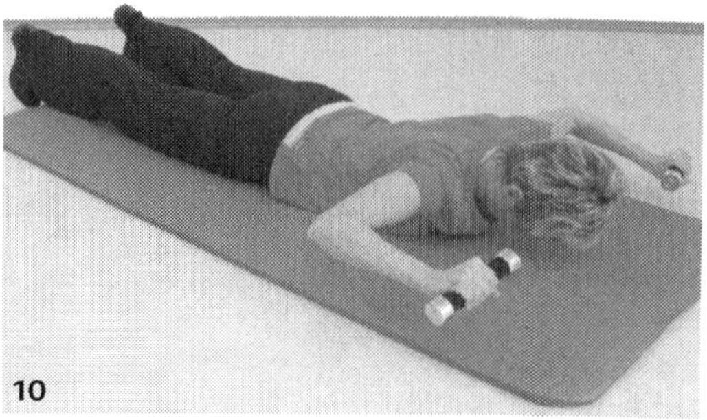

10

10. Katze und Katzenbuckel – als Ausgleichsübung ohne Hanteln

Vierfüßlerstand.

- Mehrere Male den Rücken rund machen und langsam wieder strecken. Anschließend auf die Fersen zurücksetzen, den Oberkörper tief über die Matte nach vorn bewegen, hochdrücken und mit rundem Rücken wieder zurück in den Fersensitz kommen.

Ausklang

Reihentanz nach „Pata Pata", z. B. CD von Helmut Lotti „Out of Africa" oder andere Musik im 4/4-Takt.

8–10 Teilnehmer oder die ganze Gruppe angefasst nebeneinander. Der erste Teilnehmer führt die Gruppe an, sucht sich den Weg.

8 Zz	Zwei Nachstellschritte rechts beginnend nach rechts, 4 Gehschritte,
8 Zz	wie vor,
8 Zz	1/4-Drehung links (zur Mitte) = 1+2 rechte Ferse vorsetzen, 3+4 drei schnelle Schritte am Platz (rechts-links-rechts), das Gleiche nach links,
8 Zz	1+2 Schritt rechts und links überkreuzen mit „kick", 3+4 wie vor, gegengleich, alles einmal wiederholen,
4x8 Zz	fortlaufend wiederholen.

Flexi-Bar® – Kennenlernen des Schwungstabes

Vorbemerkung

Der Flexi-Bar® (FB) ist ein Trainingsgerät zur Stärkung der Rumpfmuskulatur, als Vorlage dienten Trainingsgeräte aus der Physiotherapie. Es handelt sich hierbei um eine ca. 150 cm lange Schwungstange, die aus einem GFK-Gemisch (Glasfaser-Kunststoff), einem Griff und zwei zylinderförmigen Endgewichten aus Naturkautschuk besteht. [...] Ob sitzend, stehend, bewegend oder balancierend angewandt bietet es für jeden Fitnessgrad und jedes Alter ein exzellentes Training [...] bei dem besonders die Tiefenmuskulatur angesprochen wird. Die Firma Flexi-Sports entwickelte dafür verschiedene Trainingspläne.

Die Handhabung

Der FB wird mit beiden oder einer Hand mittig am Griff (je nach Übung) gehalten. Die Handgelenke befinden sich in neutraler Position, d. h. sie dürfen nicht abknicken. Durch eine kleine Anschubbewegung der Hand wird der FB in Verlängerung der Unterarme vom Körper weg in Schwingung gebracht und durch weitere kleine Impulse in dieser Schwingung gehalten. Anfängern fällt es manchmal schwer, diese Schwingung zu halten, weil sie die Arme zu stark einsetzen – aber „Übung macht den Meister". Um das Kennenlernen interessant und abwechslungsreich zu gestalten, wird im Wechsel gearbeitet: Als Vorbereitung für die nachfolgenden Übungen wechseln Schrittverbindungen *ohne* FB, mit *gehaltenem* FB und Schwingungsübungen ab. Zwischendurch werden die Schultern gelockert, gerollt oder der Rücken gerundet und gestreckt.

Geräte: Je Teilnehmer ein FB und eine Gymnastikmatte.

Musik: Aerobic-Musik 130 BpM oder speziell: „Flexi & Step Beats", Entspannungsmusik.

Aufstellung: Die Teilnehmer stehen in freier Aufstellung mit Blick zum Übungsleiter.

Die Übungen sowohl im Aufwärm- als auch im Hauptteil können je nach Leistungsstand in 16, 32 oder mehr Zz ausgeführt werden.

Haltung: Im Stand sind die Knie leicht gebeugt, das Becken in neutraler Position, die Schultern hinten heruntergespannt (!), das Brustbein angehoben und der Nacken gestreckt.

Aufwärmen

1. Ohne FB

- March (gehen am Platz),
- side to side mit Vor- und Rückschwingen beider Arme,
- side to side mit Schulterkreisen rückwärts,
- side to side mit Vor- und Rückschwingen beider Arme,

Mehre Male im Wechsel wiederholen.

2. Mit gehaltenem FB

Wie Übung 1, jedoch den FB seitlich neben dem Körper halten.

3. FB horizontal vor dem Körper in Tiefhalte

- Side to side und die Arme mit dem gehaltenen FB dabei nach rechts und links schwingen,
- leg curl, FB nur halten,
- leg curl, FB „up right row" (Armbewegung tief-hoch = Ellenbogen bis in Schulterhöhe ziehen).

Side to side und leg curl mehrere Male wiederholen.

4. FB horizontal vor dem Körper in Tiefhalte

- Steptouch, FB nur halten,

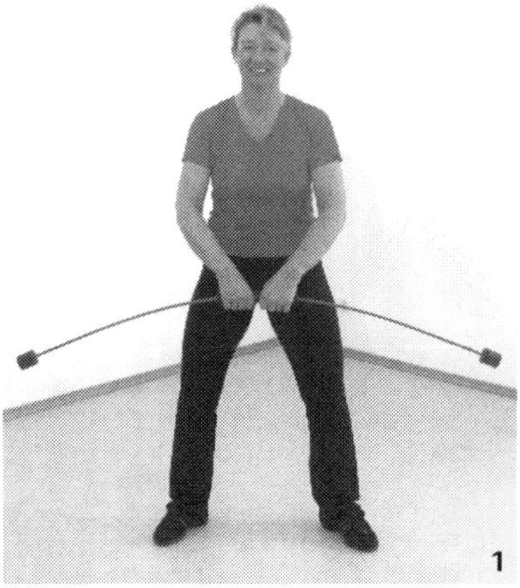

1

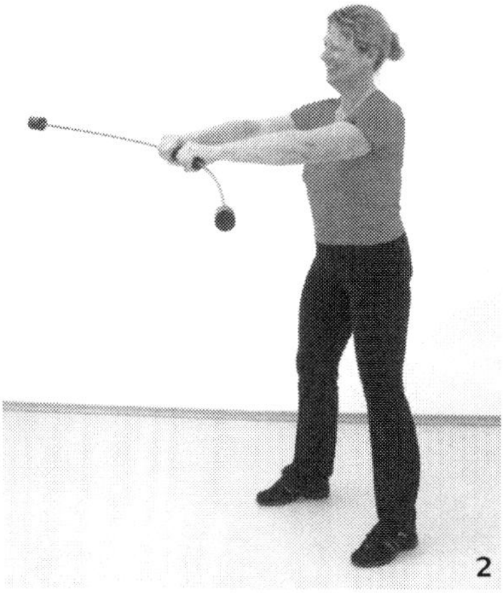

2

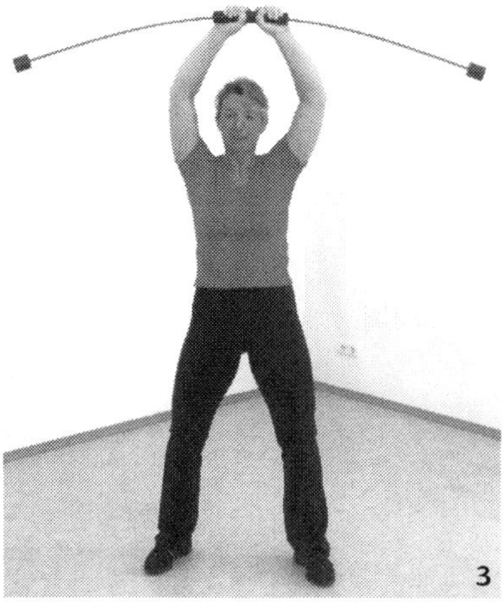

3

- steptouch, FB frontraise (in Schulterhöhe Bankdrücken = Armbewegung vor-zurück),
- double steptouch, FB frontraise.

Steptouch und double steptouch einige Male wiederholen.

Aufwärmkombination, die zwischen den Übungen des Hauptteiles immer wiederholt werden kann:

FB horizontal vor dem Körper halten:

Schritte	dazu später mit Armeinsatz:
16 Zz Side to side	Schulter rückkreisen,
16 Zz step leg curl	up right row (tief-hoch),
16 Zz steptouch	frontraise (Bankdrücken),
16 Zz double steptouch	frontraise (Bankdrücken).

Zwischendurch am Platz gehen und die Schultern aushängen oder locker kreisen.

Hauptteil

Kräftigung der Rücken-, Brust-, Gesäß- und Bauchmuskulatur

Zur Einführung haben sich vorbereitende Übungen (a) bewährt, die mit der eigentlichen Schwingungsübung (b) im Wechsel ausgeführt werden.
Je nach Leistungsstand können die Schwingungen später länger (60–90 Sek.) durchgeführt werden.

1. Grätschstand – FB beidhändig gefasst in Tiefhalte

a) Side to side ohne FB-Einsatz,
b) im Stand FB vor dem Körper tief- und hochschwingen **(Abb. 1).**

Im Wechsel wiederholen.

2. Grätschstand – FB beidhändig gefasst in Vorhalte

a) Die Arme in Vorhalte beugen und strecken,
b) FB in Vorhalte vor- und zurückschwingen **(Abb. 2).**

Im Wechsel wiederholen.

3. Grätschstand – FB beidhändig gefasst in Hochhalte

a) Die Arme beugen und strecken,
b) FB in Hochhalte hoch- und tiefschwingen **(Abb. 3).**

Übungen 2 und 3 miteinander verbinden.

4. Beckenbreiter Stand – FB beidhändig gefasst in Tiefhalte

a) Im Wechsel tiefer Squat (Rumpf-Kniebeuge) und Stand ohne FB-Einsatz,
b) tiefer Squat, FB in Tiefhalte hoch- und tiefschwingen **(Abb. 4).**

Im Wechsel wiederholen.

5. Beckenbreiter Stand – FB beidhändig gefasst in Tiefhalte

a) Tiefer Squat, Arme in Schräghochhalte und Stand, Arme in Tiefhalte im Wechsel,
b) tiefer Squat, FB in Schräghochhalte vor- und zurückschwingen **(Abb. 5).**

Zwischendurch den Rücken runden und strecken.

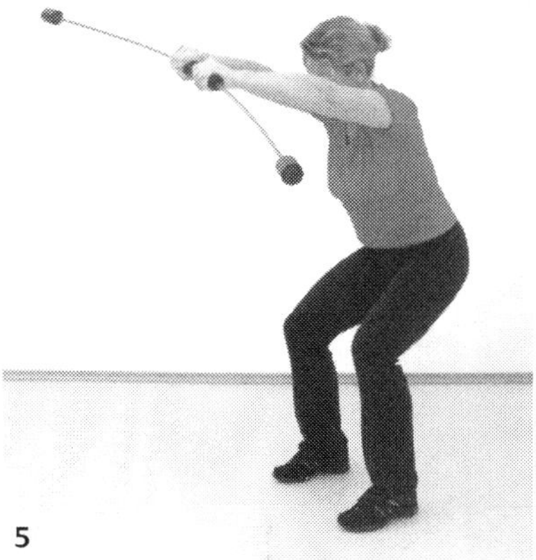

5

6. Beckenbreiter Stand – FB waagerecht mit einer Hand an der Körperseite halten

a) Den Arm seitwärts anheben und senken,
b) in der Seit-Tiefhalte den FB hoch- und tiefschwingen **(Abb. 6).**

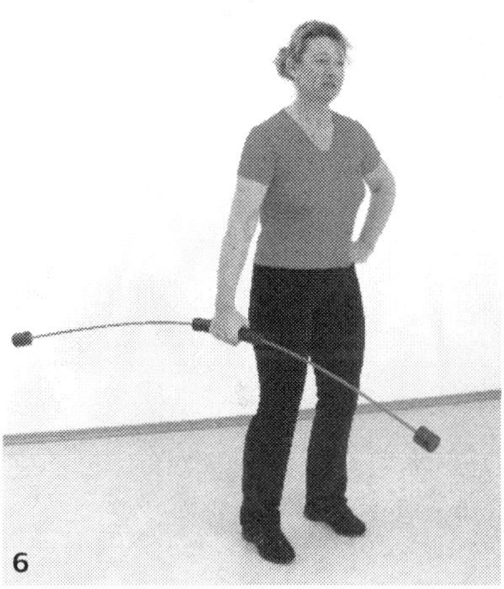

6

7. Grätschstand – FB senkrecht mit einer Hand an der Körperseite halten

a) FB von der Körperseite über vorn zur anderen Seite geben,
b) FB vor dem Körper mit beiden Händen halten, vor- und zurückschwingen **(Abb. 7).**

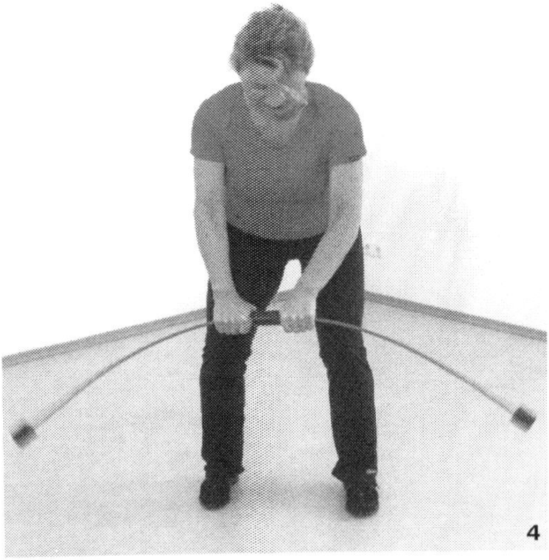

4

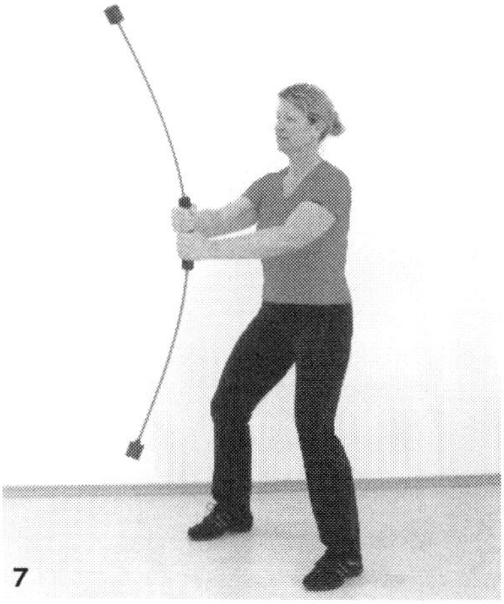

7

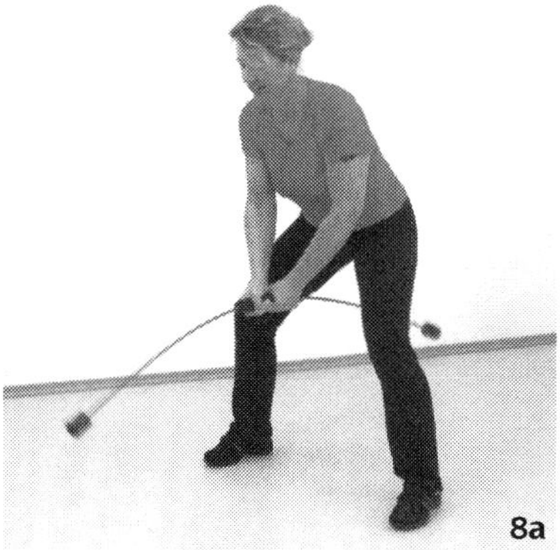

8a

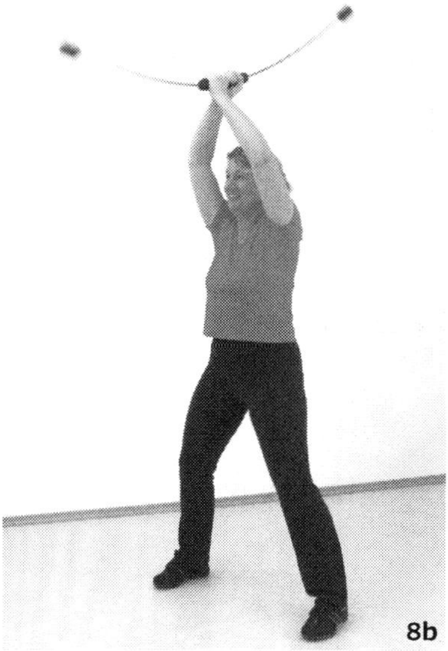

8b

8. Wie Übung 7b)

a) Mit der Schwingung den FB zwischen die Beine führen **(Abb. 8a),**

b) mit der Schwingung den FB in die Hochhalte führen **(Abb. 8b).**

9. Sitz am Boden – Beine leicht beugen und grätschen, die Fersen aufstellen

FB beidhändig gefasst waagerecht in Brusthöhe halten.

a) Die Arme beugen und strecken,

b) FB in Brusthöhe halten, vor- und zurückschwingen.

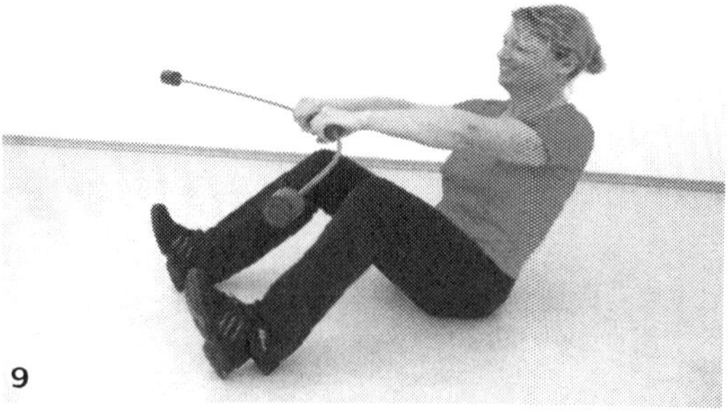

9

10. Wie Übung 9b)

jedoch während des Schwingens den Oberkörper gestreckt etwas zurücklegen **(Abb. 9),** Spannung halten und wieder aufrichten.

11. Wie Übung 10

jedoch den Oberkörper nach schräg rechts und links drehen und schwingen.

Wichtig: Die Übungen 10 und 11 nur ausführen, wenn der FB schwingt!

Ausklang

Spannungen ausstreichen

Die Teilnehmer finden sich paarweise zusammen.

- Partner 1 steht entspannt, Partner 2 steht seitlich neben ihm, reibt sich die Hände warm und umfasst das Schultergelenk. Nach einigen Sekunden überträgt sich die Wärme. Beide Hände streichen langsam über den Arm, das Handgelenk und die Fingerspitzen abwärts. Seitenwechsel.
- Partner 2 umfasst mit beiden Händen (vorn und hinten) den Oberschenkel (die Wärme überträgt sich) und streicht über Oberschenkel, Knie, Unterschenkel und Fuß bis zu den Zehen. Seitenwechsel.
- Partner 2 steht hinter dem Partner, legt beide Hände rechts und links neben der Halswirbelsäule auf den Nacken und streicht über Nacken, Vorderseite der Schultergelenke, Innenseite der Arme abwärts und über die Rückseite der Arme wieder zum Nacken zurück. Er streicht den Rücken bis zum Gesäß aus.

Jede Streichung wird 3-mal wiederholt. Zum Schluss schüttelt Partner 2 die Hände aus, um Fremdenergien zu lösen. Partnerwechsel.

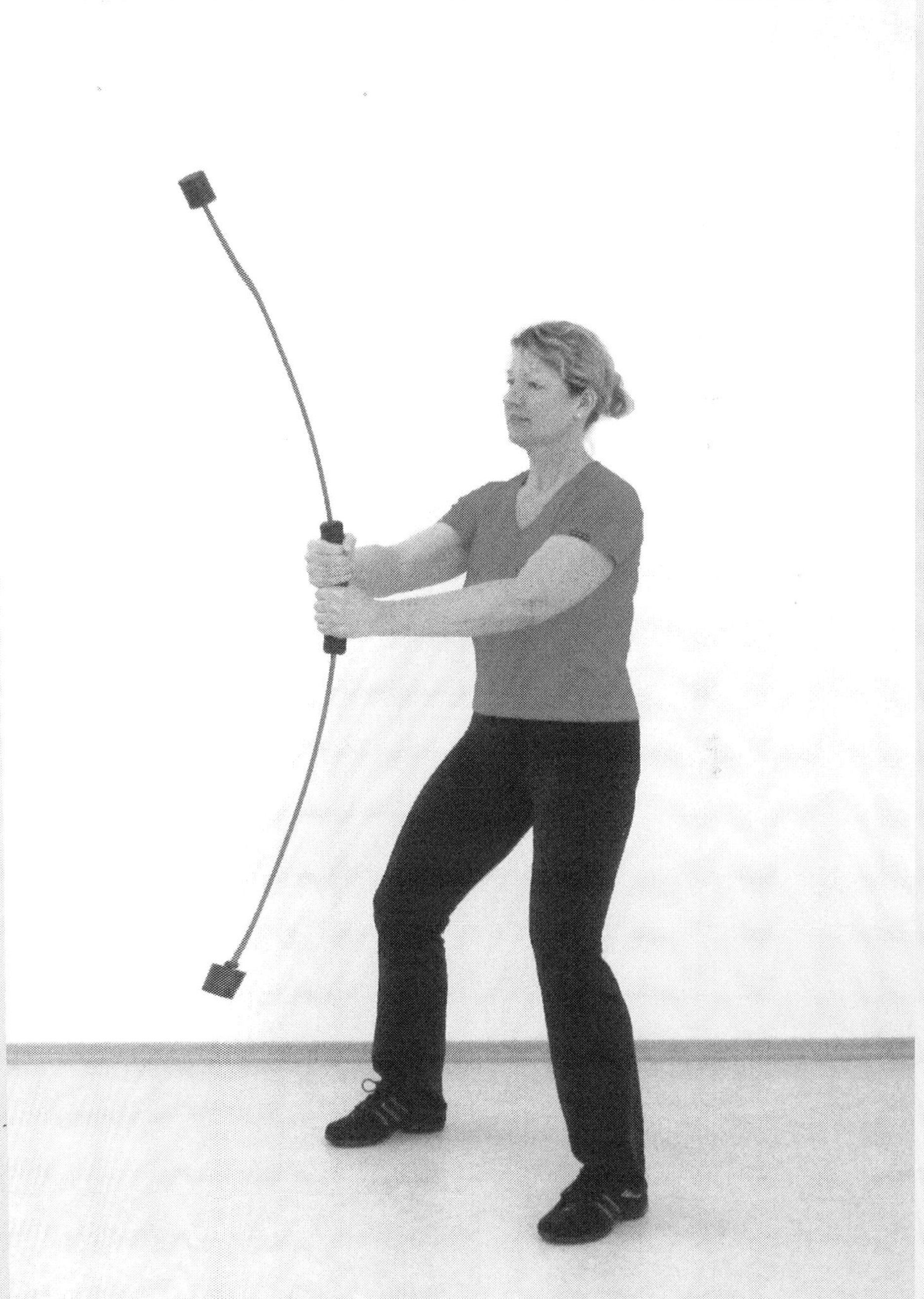

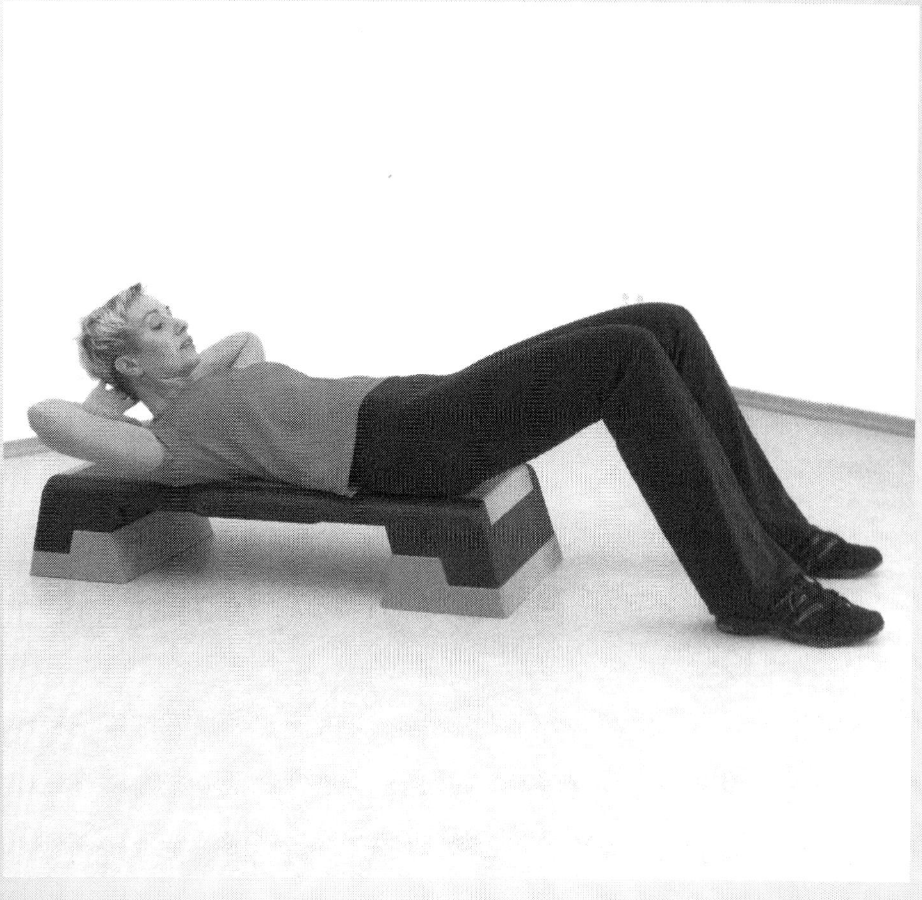

Rückenfit am Step

Geräte: Pro Teilnehmer ein Step und eine Matte. Falls nicht genügend Steps vorhanden sind, können die meisten Übungen auch zu zweit nebeneinander oder im Wechsel ausgeführt werden.

Musik: Aerobic-Musik ca. 110–120 BpM, je nach Leistungsstand der Gruppe, Entspannungsmusik.

Aufwärmen

Die Teilnehmer

1. gehen um alle Steps herum,
2. berühren die Steps mit dem Fuß/mit der Hand,
3. steigen über die Steps,
4. steigen auf und ab (Basic: auf, auf, ab, ab).

Die Übungen nacheinander 1–4 oder im Wechsel z. B. 1+3 oder 2+4 ausführen.

Die Teilnehmer stehen hinter einem Step und führen im Rhythmus der Musik folgende Übungen aus:

- March (marschieren) am Ort,
- steptouch (Schritt seitran-seitran),
- side to side (Schrittverlagerung nach rechts und links),
- wie vor, dazu Schulterkreisen rückwärts,
- wie vor, jedoch die Arme beugen und strecken.

Die einzelnen Übungen beliebig oft in je 8 Zz oder 16 Zz wiederholen.

Anschließend führen sie an ihrem Step folgende Bewegungen mehrere Male durch:

8 Zz	Basic,
8 Zz	basic, dazu die Arme in Vor- oder Seithalte führen,
8 Zz	kneelift,
8 Zz	V-Step.

Hauptteil

Hinweis: Bei allen Übungen korrekt mit der „Grundspannung" arbeiten!

1. Grätschstand über dem Step, Beine leicht beugen

- Tiefe Pliés mit gestrecktem Rücken **(Abb. 1)**, die Finger berühren den Step (Daumen nach außen).

2. Tiefe Squats (Rumpf-Knie-Beuge), die Arme in U-Halte

- Rumpfheben – mit Körperspannung,
- Rumpfdrehen **(Abb. 2)** – mit Körperspannung,
- beides miteinander verbinden.

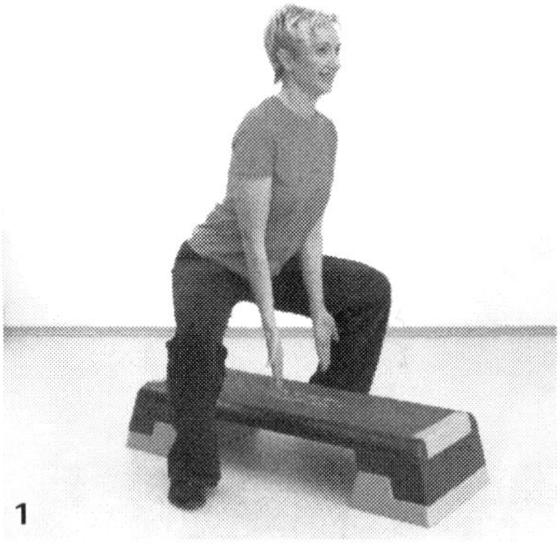

1

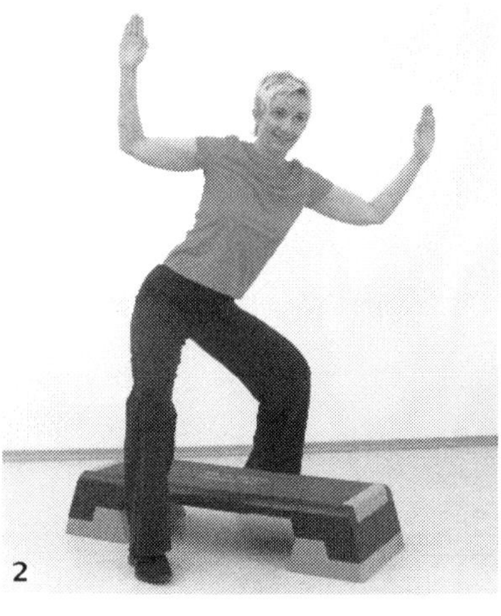

2

Zum Ausgleich die Hände auf den Oberschenkeln abstützen, den Oberkörper aufrollen.

3. Bauchlage auf dem Step (längs). Die Hüftbeuge bildet den Abschluss auf dem Step

Die Hände auf das Gesäß legen = Daumen nach außen. Fußspitzen und Knie nach außen drehen.

- ❄ Den Oberkörper etwas anheben **(Abb. 3)** und senken (Nacken strecken, Blick zum Step).

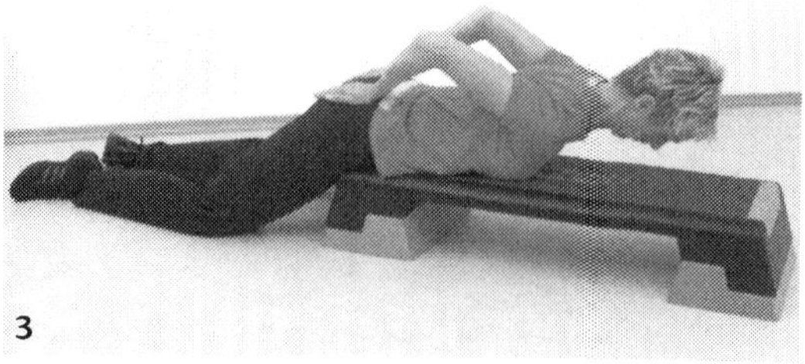

3

4. Bauchlage auf dem Step. Die Hände greifen die Stepkante und üben während der Übung einen Zug aus

- ❄ Die Beine anheben und senken,
- ❄ die Beine anheben, grätschen **(Abb. 4),** schließen, senken.

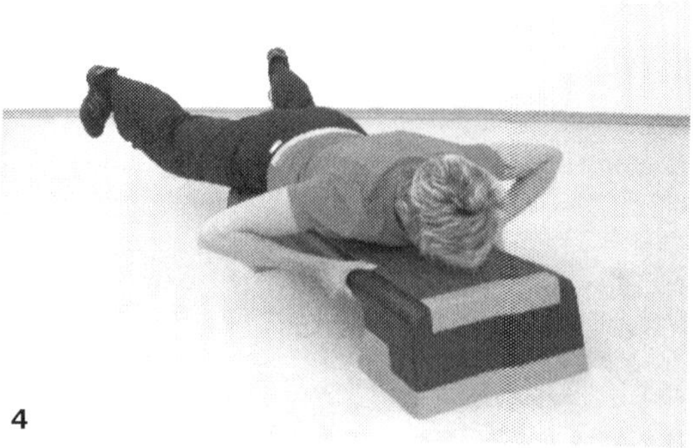

4

5. Bauchlage auf dem Step (quer)

- ❄ Im Wechsel diagonal Arm und Bein anheben und in der Horizontalen halten.
  Hinweis: Auf Körperspannung achten.
- ❄ Arme und Beine gleichzeitig in der Horizontalen halten **(Abb. 5).**

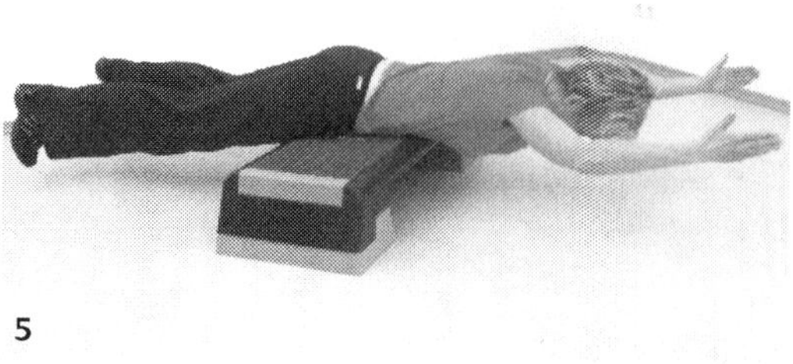

5

6. Bauchlage auf dem Step (quer), die Beine gebeugt ablegen (Knie nach außen drehen), die Hände an den Hinterkopf legen und den Oberkörper senken

- ❄ Den Oberkörper in die Horizontale heben (Nacken strecken) und senken,
- ❄ wie vor, jedoch die Arme in U-Halte **(Abb. 6).**

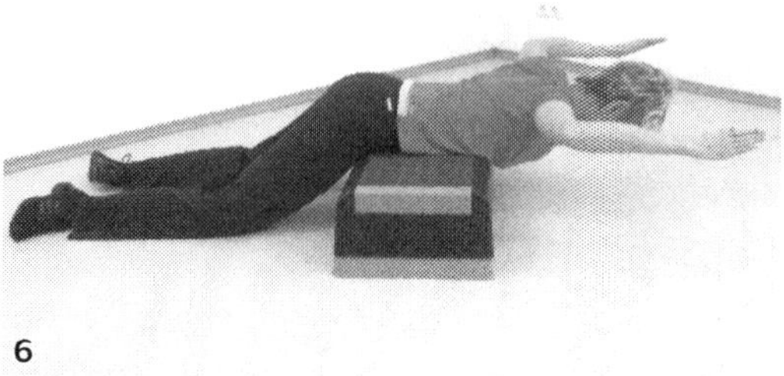

6

7. Zwischendurch als Ausgleichsübung:

- ❄ Kniestand vor dem Step, die Hände auf den Step legen. Dabei den Rücken mehrere Male runden und strecken **(Abb. 7).**

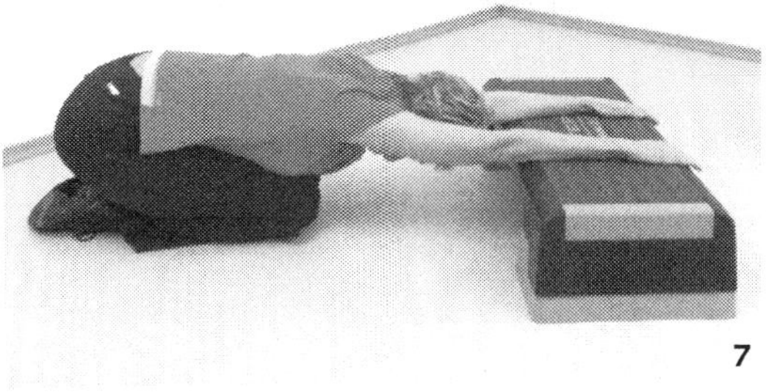

7

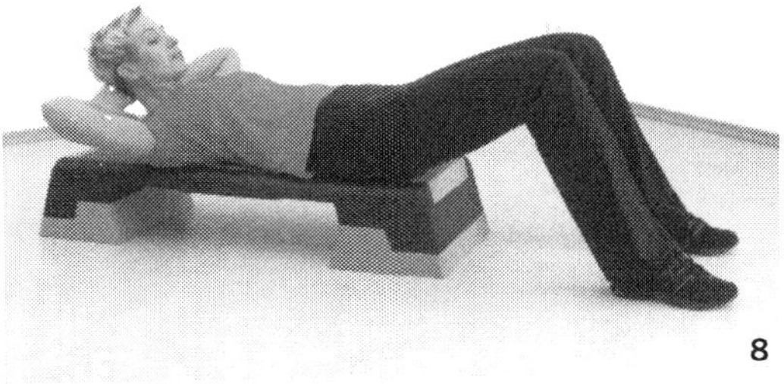

8

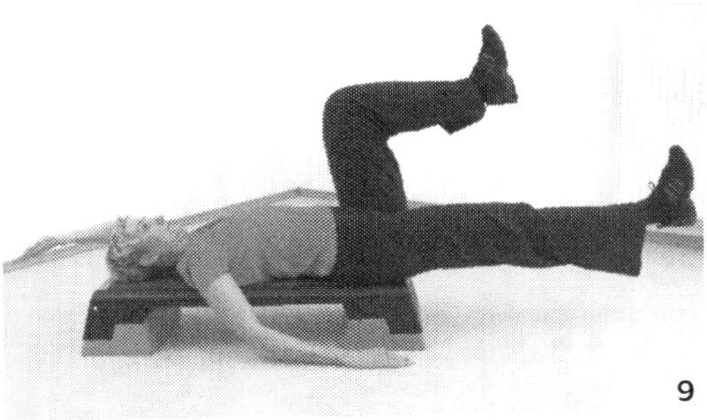

9

8. Rückenlage auf dem Step (längs), die Füße beckenbreit auf den Boden stellen, die Hände an den Hinterkopf legen.

- Den Oberkörper aufrichten **(Abb. 8)** (richtige Kopfhaltung = Nacken strecken) und senken,
- wie vor, jedoch nach schräg rechts und links.

9. Rückenlage auf dem Step, die Beine im rechten Winkel anheben.

- Im Wechsel Arm und Bein diagonal ausstrecken **(Abb. 9)** und wieder zurückführen.

Ausklang

Die Teilnehmer finden sich paarweise zusammen und führen, begleitet von Entspannungsmusik, die **„Schüttelungen"** durch. Dazu legt sich ein Teilnehmer auf die Matte und entspannt sich. Der Partner prüft durch langsames Anheben von Arm/Bein/Kopf, ob der Körper schwer am Boden liegt, also entspannt ist.

Beine schütteln

Der Partner kniet am Fußende, nimmt die Ferse des einen Beines in die Hand und schüttelt das leicht angehobene Bein in kleinen Auf- und Abbewegungen.

Unterschenkel schütteln

Bauchlage, Unterschenkel senkrecht, Füße flex. Der Partner umgreift von oben die Fersen und schüttelt aus dem Handgelenk locker die Unterschenkel.

Arme schütteln

Rückenlage. Der Partner kniet etwas schräg am Kopfende und zieht den Arm in eine leichte Spannung. Mit beiden Händen umfasst er die Hand des Partners so, dass beide Daumen in dessen Handteller nebeneinander liegen. Er schüttelt den Arm dicht über dem Boden in leichter Auf- und Abbewegung.

Arme kreisen

Rückenlage. Der Partner steht gegrätscht darüber. Er nimmt beide Arme auf und zieht sie im Wechsel vorsichtig aus der Schulter heraus deckenwärts. Er beschreibt mit den Armen kleine Kreise ein- und auswärts (sieht wie eine „Rührbewegung" aus). Wichtig ist, dass die Arme im Schultergelenk locker sind.

Ein freundlicher kleiner Klaps signalisiert den Partnerwechsel.

Rückenfit am Pezziball

Geräte: Je Teilnehmer ein Pezziball und eine Gymnastikmatte für die Entspannung. Richtwerte Ballgröße: bis ca. 155 cm Körpergröße = Ø 55 cm, bis 170 cm = Ø 65 cm, darüber Ø 75 cm.

Musik: Zum Aufwärmen Aerobic-Musik ca. 110 BpM, zum Ausklang Entspannungsmusik.

Aufwärmen

Die Bälle liegen verteilt in der Halle.

- Die Teilnehmer gehen/laufen nach Musik um die Bälle herum,
- tippen die Bälle mit der Hand an,
- berühren sie mit dem Fuß

und führen bei „Musik-Stopp" mit dem Ball verschiedene Aufgaben aus:

- Hochwerfen – fangen,
- prellen – fangen,
- einmal hochwerfen – fangen, 3-mal kurz prellen und fangen,
- im Grätschstand den Ball um den Körper herumprellen, ohne den Rhythmus zu unterbrechen.

Danach werden folgende Bewegungen locker aneinandergehängt:

1–32 Zz	1–4	Vier Schritte vorwärtsgehen, den Ball hochwerfen – fangen,
	5–8	vier Schritte rückwärtsgehen, den Ball hochwerfen – fangen,
	9–12	am Platz den Ball hochwerfen – aufprellen lassen und fangen,
	13–16	einmal wiederholen,
	17–32	wiederholen 1–16.
1–32 Zz	1–2	Im Grätschstand den Ball am Boden von rechts nach links rollen,
	3–4	wiederholen, von links nach rechts,
	5–8	wie 1–4,
	9–12	mit Seitkreuzschritt den Ball von rechts nach links rollen,
	13–16	wiederholen von links nach rechts,
	17–32	wiederholen 1–16.

Hauptteil

Schwerpunkt: Kräftigung der Bauch- und Rückenmuskulatur

Zwischen den einzelnen Übungen können sich die Teilnehmer entspannt über den Ball legen und locker vor- und zurückrollen.

Bauchmuskulatur

1. Drücken

- Rückenlage, mit den Beinen den Pezziball umklammern. Beine, Kopf und Schultergürtel etwas anheben und die Hände über Kreuz fest gegen den Pezziball drücken **(Abb. 1),** dabei weiteratmen und 10 bis 15 Sek. halten, Senken in die Ausgangsstellung.

2. Heben

- Rückenlage, die Füße aufstellen, Füße flex. Die Arme halten den Pezziball hinter dem Kopf am

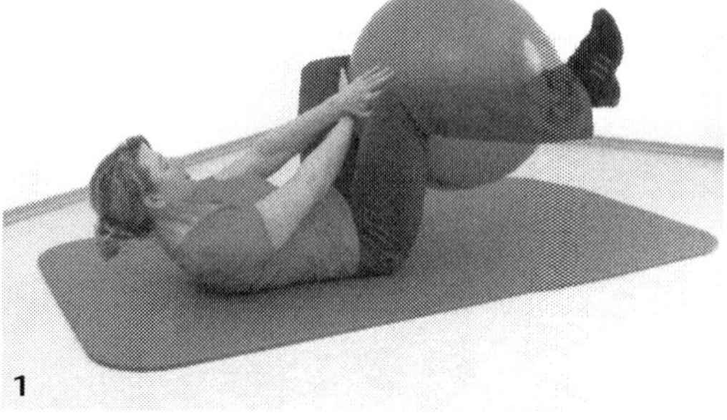

1

Boden. Mit der Ausatmung den Oberkörper leicht anheben, wobei die Arme neben den Ohren bleiben **(Abb. 2).** Mit der Einatmung absenken in die Rückenlage.

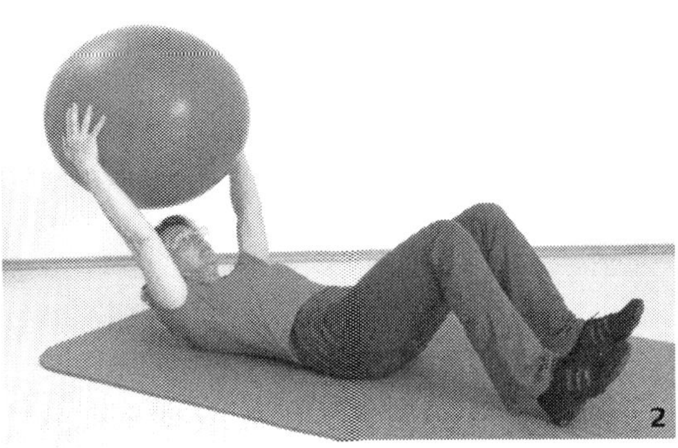
2

3. Werfen

- Rückenlage, die rechtwinklig angehobenen Beine halten den Pezziball. Den Ball mit den Beinen abwerfen und mit den Händen möglichst hinter oder über dem Kopf fangen **(Abb. 3).**
- Wie vor, aber den Kopf etwas anheben.

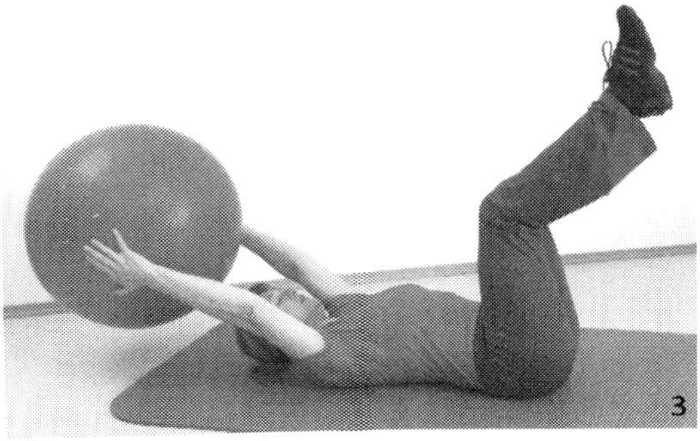
3

4. Schieben

- Rückenlage, die rechtwinklig angehobenen Beine halten den Pezziball, Bauch- und Gesäßspannung halten. Mit der Ausatmung den Oberkörper etwas anheben, die Arme in Richtung Beine „stemmen" und die Beine mit dem Pezziball etwas vorschieben **(Abb. 4).** Mit der Einatmung zurück in die Ausgangsstellung.

Hinweis: Die Beine nur so weit vorschieben, dass die Lendenwirbelsäule noch am Boden bleibt!

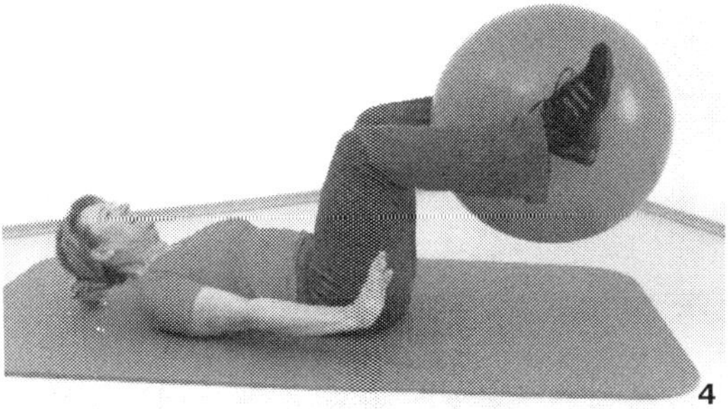
4

5. Schultergürtel heben

- Aus dem Sitz so weit vorrollen, dass der Oberkörper mit dem Schultergürtel auf dem Pezziball liegt. Die Beine rechtwinklig und beckenbreit aufstellen. Bauch- und Gesäßspannung halten! Die Hände an den Hinterkopf legen und die Ellenbogen bodenwärts ziehen.
- Mit der Ausatmung den Schultergürtel anheben, mit der Einatmung senken.
- Wie vor, aber den rechten Ellenbogen in Richtung linkes Knie ziehen, senken und gegengleich üben. Die Beine bleiben aufgestellt **(Abb. 5).**

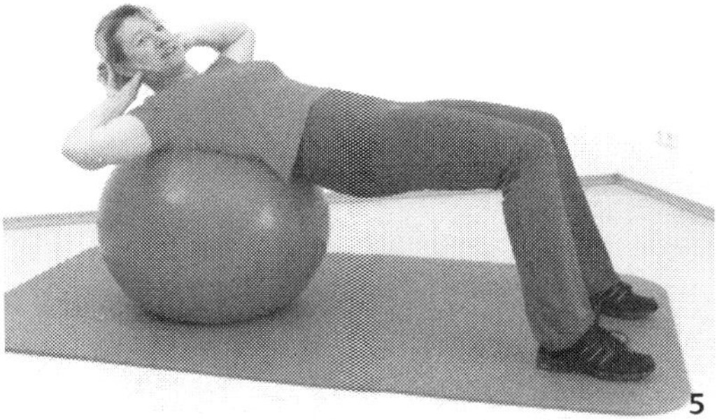
5

6. Po heben

❋ Bäuchlings so auf den Pezziball legen, dass die Oberschenkel und die Knie aufliegen, die Hände unter der Schulter aufstützen und die Ellenbogen leicht beugen. Bauch- und Gesäßspannung halten! Das Gesäß deckenwärts anheben (dies ist nur eine kleine Bewegung) **(Abb. 6).** 10 Sek. halten und wieder in die Ausgangsstellung senken.
Hinweis: Nicht „durchhängen".

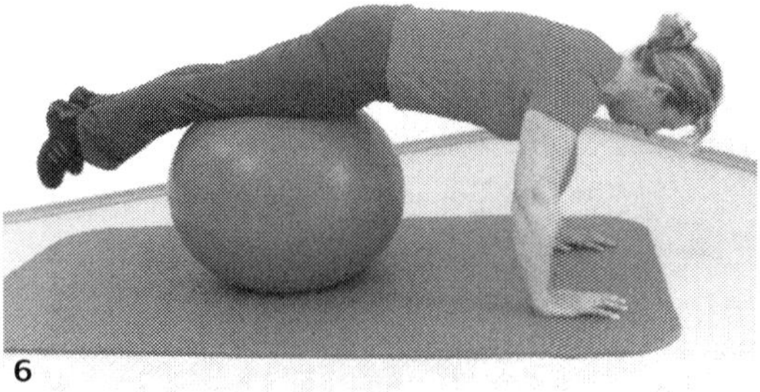

6

7. Käfer

❋ Rückenlage, mit den Händen und Füßen den Pezziball halten. Den Kopf anheben und langsam nach rechts und links seitwärts rollen, ohne die Balance zu verlieren **(Abb. 7).**

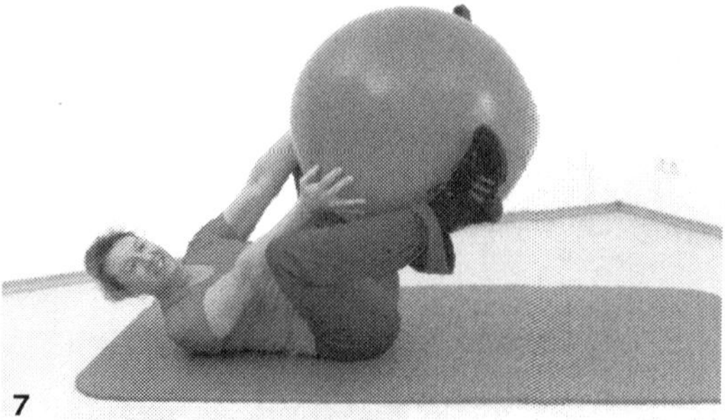

7

8. Dehnübung für die Bauch- (und) Brustmuskulatur

❋ Aus dem Sitz so vorrollen und mit den Füßen etwas vorgehen, bis der Rücken am Pezziball liegt. Langsam den Körper über den Pezziball nach hinten schieben, bis die Beine gestreckt sind.

❋ Die Arme herabhängen lassen **(Abb. 8).**

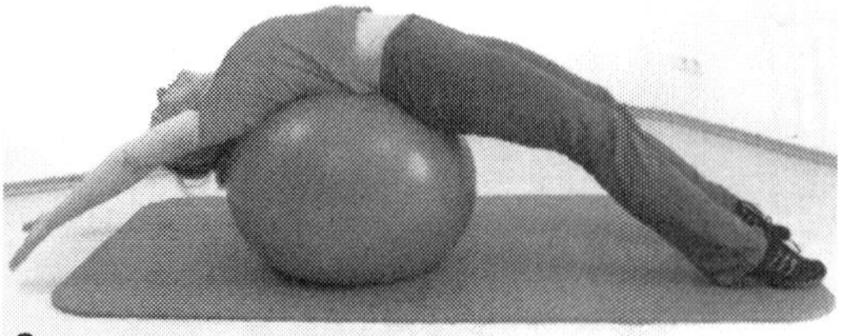

8

Rückenmuskulatur

9. Rücken strecken

❋ Aus dem beckenbreiten Kniestand den Oberkörper über den Pezziball legen und senken.

❋ Den Rücken so strecken, dass der Nacken lang ist (Blick zum Boden), Arme dabei lang nach vorn ausstrecken oder auch seitwärts heben **(Abb. 9),** Schultern herunterspannen und 10 bis 15 Sek. halten und weiteratmen. Senken in die Ausgangsstellung.

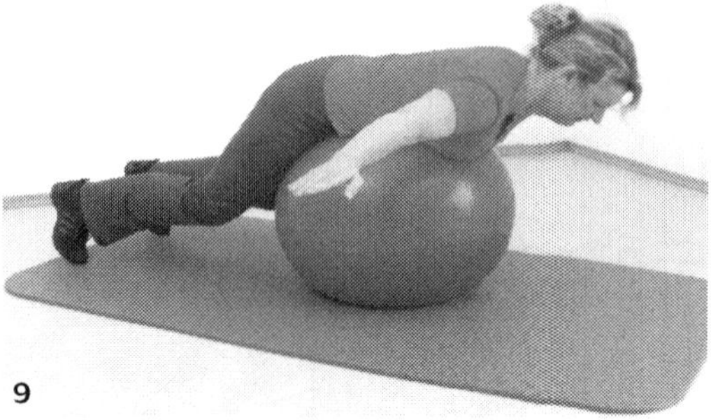

9

10. Schräg am Ball

- Aus dem beckenbreiten Kniestand Hände am Pezziball so weit über den Pezziball vorrollen, bis der Körper ganz gestreckt ist (Nacken lang, Blick zum Boden) **(Abb. 10a).**
- Wie vor, aber mit Armbewegungen, z. B. strecken und beugen in der Seit-, Hoch- oder U-Halte, „boxen", beide Arme abwechselnd in die Hoch- **(Abb. 10b)** und Tiefhalte führen (bei der Tiefhalte die Arme so ausdrehen, dass die Daumen nach außen zeigen). Schultern herunter-spannen.

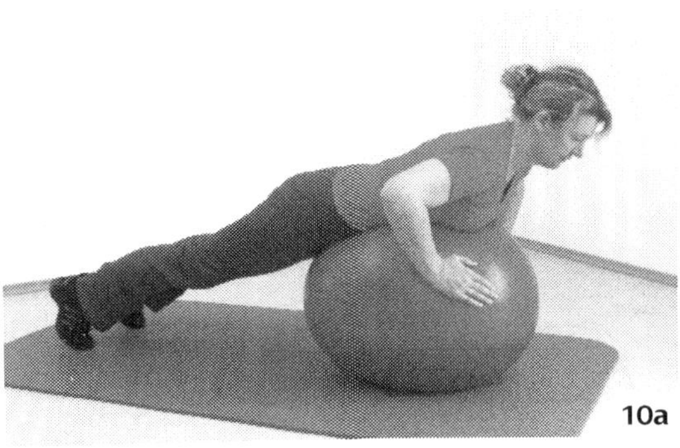

10a

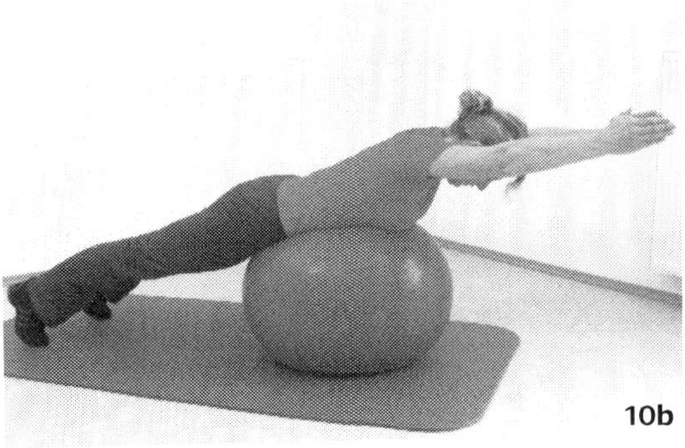

10b

11. Aufrichten – senken

- Vorrollen wie Übung 10, aber die Hände im Nacken verschränken, Ellenbogen deckenwärts ziehen **(Abb. 11a).** Den Oberkörper ab-senken und wieder heben.
- Wie vor, aber den Oberkörper leicht nach rechts und links drehen **(Abb. 11b).**

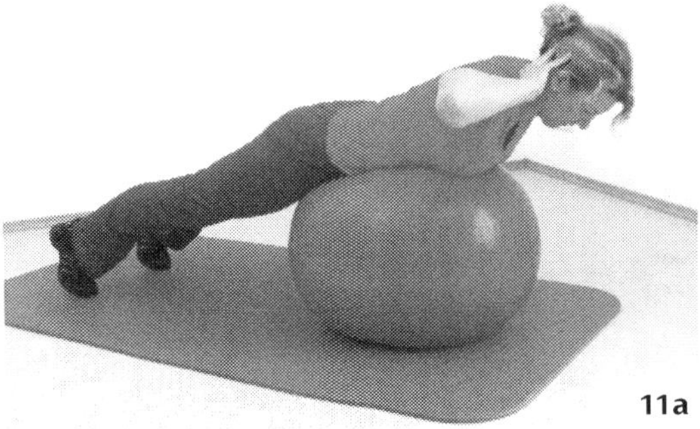

11a

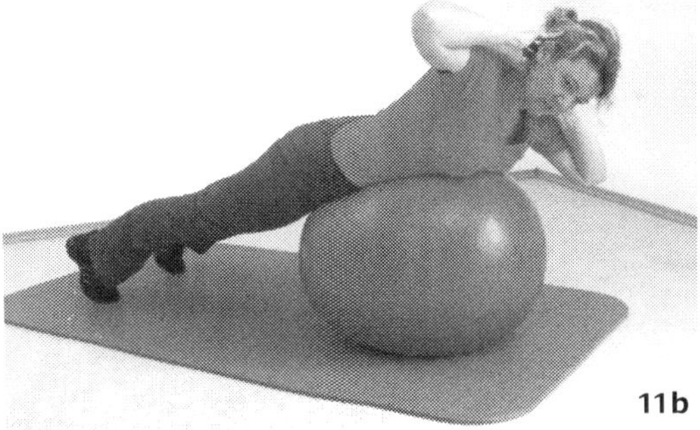

11b

12. Kniestand – prellen

- Kniestand, den Pezziball beid- und einhändig prellen **(Abb. 12).**
- Wie vor, aber verschiedene Rhythmen prellen und den Oberkörper mit gestrecktem Rücken etwas vorlegen.

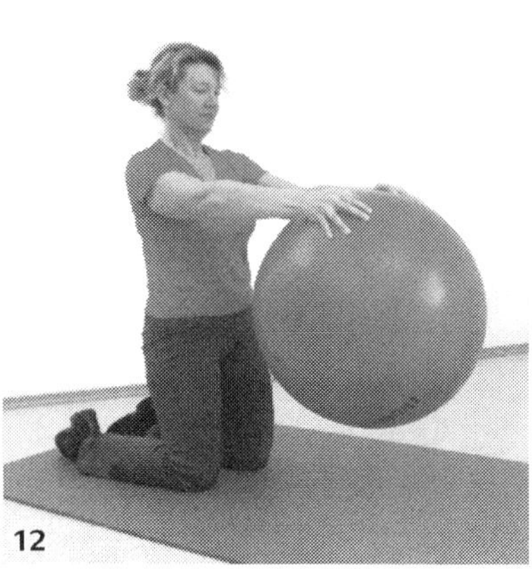

12

13. Aufrichtung seitwärts

- Kniestand links, das rechte Bein ausstrecken, die Hände im Nacken verschränken und den Oberkörper mit der Seite auf den links liegenden Pezziball absenken. Ellenbogen ziehen rückwärts.
- Mit der Ausatmung den Oberkörper anheben **(Abb. 13),** mit der Einatmung wieder senken (der Pezziball wird mit der linken Körperseite am Boden gehalten).

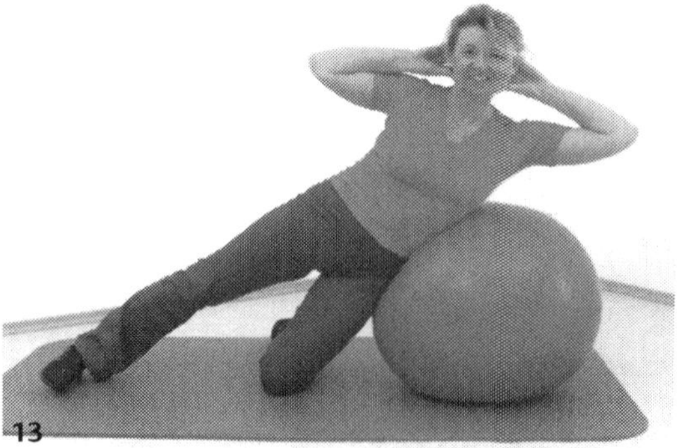
13

14. Rücken-Brust-Streckung

- Kniestand, beide Hände halten den Pezziball am Boden. Den Pezziball so weit vorrollen, bis sich der Oberkörper rechtwinklig zu den Beinen befindet. Die Hände liegen schulterbreit auf dem Pezziball. Der Kopf befindet sich in Verlängerung der Wirbelsäule. Blick bodenwärts **(Abb. 14).** In dieser Stellung ca. 10 bis 15 Sek. halten. Zurückrollen in die Ausgangsposition.

Ausklang

Abklopfen

Partner 1 steht entspannt in Schrittstellung (kein Hohlkreuz), die Knie sind nicht ganz durchgedrückt, der Kopf leicht gesenkt.

Partner 2 streicht mit beiden Händen erst großflächig über den Rücken und klopft dann mit der hohlen Hand Rücken, Gesäß und Beine ab,

und/oder

Ball-Staffel

Geräte: Je Mannschaft ein Pezziball.
Die Teilnehmer stehen in zwei oder mehreren Mannschaften hintereinander. Der Vordere gibt den Ball über den Kopf nach hinten weiter, der Letzte läuft mit dem Ball nach vorn und gibt ihn wieder nach hinten.
Variation:
1. Die Teilnehmer *sitzen* hintereinander und geben den Ball über den Kopf weiter,
2. Der vorderste Teilnehmer läuft mit dem Ball im Zickzack um alle Teilnehmer herum und übergibt ihn an den Letzten.

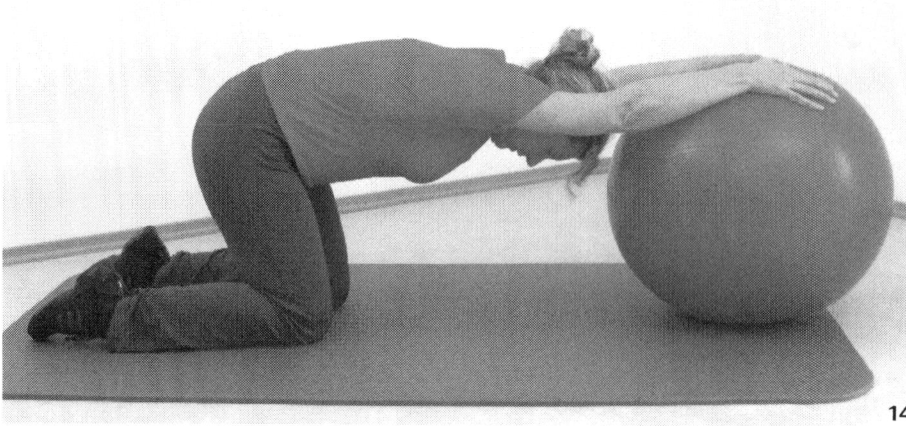
14

Dynamisch und kräftigend am Pezziball

Geräte: Je Teilnehmer ein Pezziball und eine Gymnastikmatte.

Musik: Zum Aufwärmen Aerobic-Musik – ca. 105 BpM, zum Ausklang Entspannungsmusik.

Aufwärmen

1. Die Teilnehmer gehen/laufen frei im Raum und werfen/prellen dabei den Ball und fangen ihn. Sie finden sich zu Paaren mit einem Ball zusammen und führen folgende Aufgaben aus:

- Den Ball zuwerfen,
- zuprellen,
- zurollen.

2. Zu Paaren mit zwei Bällen gleichzeitig:

- Ein Teilnehmer wirft, der andere rollt,
- ein Teilnehmer wirft, der andere prellt,
- beide Teilnehmer rollen/werfen/prellen.

Koordination und Rhythmus:
Die Teilnehmer sitzen auf dem Ball, stellen die Beine beckenbreit rechtwinklig auf und neigen den Oberkörper *leicht* vor **(Abb. 1).** Sie führen im Rhythmus der Musik nacheinander folgende Bewegungen aus, die später miteinander verbunden werden können:

3. Wippen mit Armbewegungen

- Die Arme im Wechsel vor- und zurückschwingen **(Abb. 2),**
- 2-mal auf die Oberschenkel und 2-mal in die Hände klatschen,
- einmal seitlich an den Ball, einmal auf die Oberschenkel und 3-mal schnell in die Hände klatschen.
  Aufgabe: „Wer findet einen anderen Klatschrhythmus?",
- beide Arme beugen, in die Hochhalte führen, beugen und wieder absenken,
- die Arme im Wechsel in die Hoch-, Tief- oder Seithalte strecken,
- gleichzeitig den rechten Arm in die Hoch- und den linken in die Tiefhalte führen,
- einmal in die Hände klatschen, den linken Arm in die Hoch- und den rechten in die Tiefhalte führen.

4. Wippen mit Beinbewegungen

- Am Platz gehen, auch mit Armeinsatz,
- im Wechsel die rechte und linke Ferse/Spitze aufsetzen,

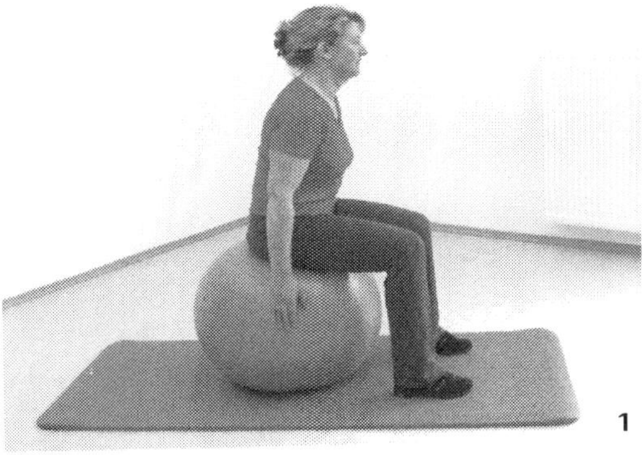
1

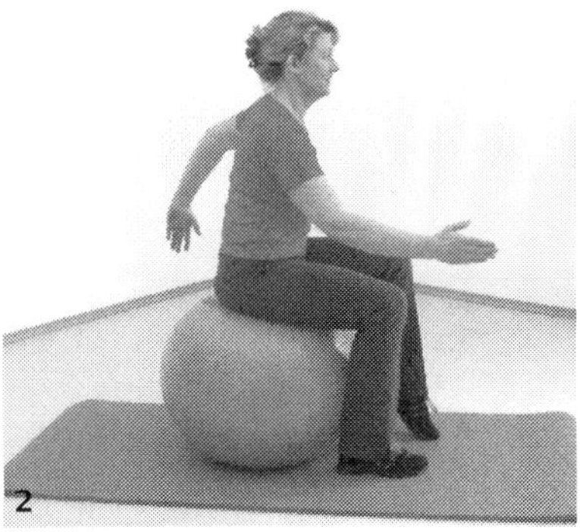
2

- vier Schritte vorwärtsgehen (Hände einstützen),
- vier Schritte rückwärtsgehen,
- das rechte und linke Knie im Wechsel anheben,
- unter dem erhobenen Bein in die Hände klatschen.

5. Wippen mit Arm- und Beinbewegungen – je nach Leistungsstärke der Gruppe:

- Obige oder andere Bewegungen miteinander verbinden.

Hauptteil

Schwerpunkt: Kräftigung der Rumpf- und Beinmuskulatur

1. Aufzug oder Beckenlift

- Rückenlage, die Unterschenkel fest auf den Pezziball und die Arme seitlich auf den Boden legen. Bauch- und Gesäßmuskeln anspannen, das Gesäß etwas anheben, 10 bis 15 Sek. halten, absenken und die Spannung lösen **(Abb. 3).**
- *Steigerung:* Bewegungsgeschichte „Aufzug". *„Alle einsteigen"*, die Bauch- und Gesäßmuskeln anspannen. *„Wir fahren in den ersten Stock"*, das Gesäß etwas anheben. *„Es steigen Besucher ein und aus"*, Spannung halten. *„Weiter geht es in den vierten Stock"*, das Gesäß etwas mehr anheben. *„Wieder steigen Leute ein und aus"*, Spannung halten. *„Nun geht es abwärts ins Erdgeschoss"*, von der Brustwirbelsäule beginnend abrollen, bis das Gesäß aufliegt. *„Alle aussteigen!"* und Spannung lösen.

2. Brücke

- Rückenlage, die Arme seitlich auf den Boden und die Füße fest auf den Pezziball legen, die Bauch- und Gesäßmuskulatur anspannen. Das Gesäß langsam heben, bis der Körper gestreckt ist **(Abb. 4a).** 10 bis 15 Sek. halten und wieder absenken (Wirbel für Wirbel abrollen), entspannen.

Erschwernis: Brücke mit Fahnenstange.

- Wie vor, aber zusätzlich ein Bein hochstrecken, das Knie leicht beugen, die Fußsohle zeigt deckenwärts **(Abb. 4b).**

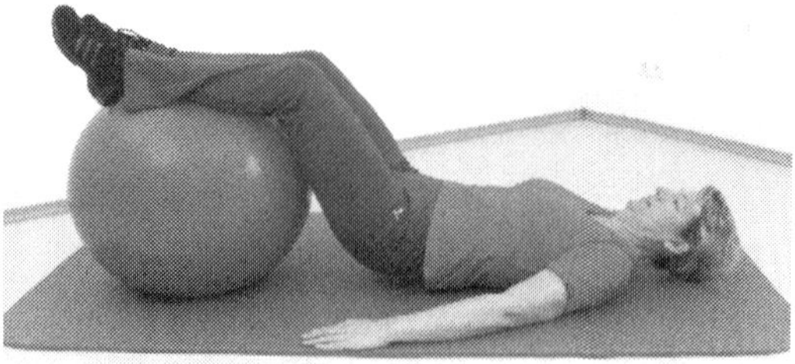

3

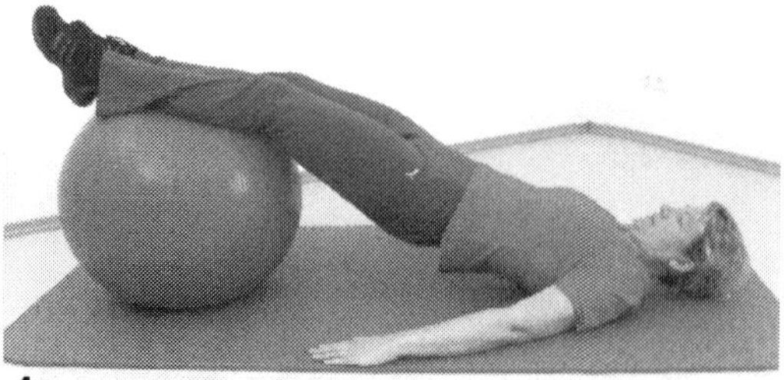

4a

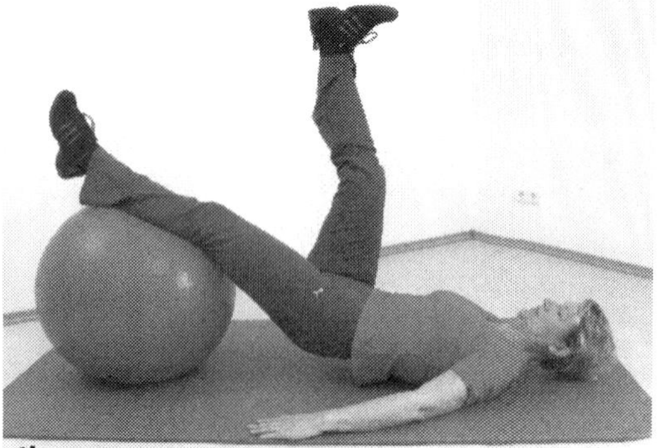

4b

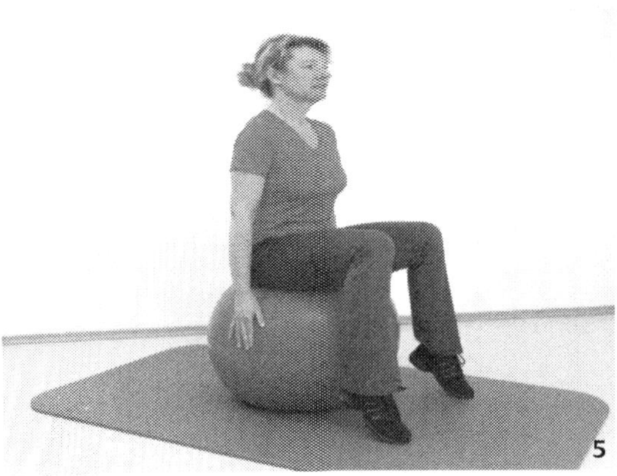
5

3. Beckenschwung

❋ Rückenlage, die Füße fest auf den Pezziball und die Arme seitlich auf den Boden legen. Das Gesäß anheben und das Becken leicht nach rechts und links seitwärts und auch kreisend bewegen. Spannung halten. Dann Wirbel für Wirbel abrollen, die Spannung lösen und die Beine lockern.

4. Fersen/Zehen heben

❋ Sitz auf dem Pezziball. Die Fersen **(Abb. 5)** und im Wechsel die Zehen heben und senken. Im Wechsel rechts und links. Fließender Übergang (wenn rechts absenkt, kommt links hoch).

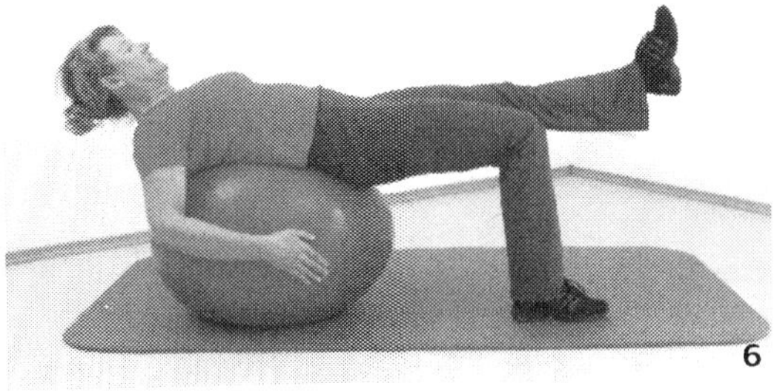
6

5. Bein-Tisch

❋ Aus dem Sitz so weit vorrollen, bis der Rücken aufliegt. Die Füße beckenbreit aufstellen, mit den Armen den Pezziball seitlich halten, den Kopf leicht anheben. Bauch- und Gesäßspannung halten.

❋ Im Wechsel ein Bein zur Waagerechten anheben. Fuß flex, 10 Sek. halten **(Abb. 6)**, senken.

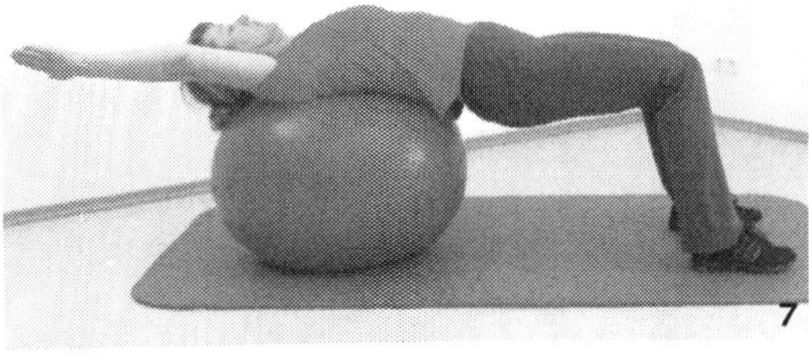
7

6. Arm-Tisch

❋ Den Pezziball unter den Schultergürtel rollen und den Kopf auf den Pezziball legen, Bauch- und Gesäßmuskeln anspannen. Im Wechsel einen Arm lang nach hinten strecken, 10 Sek. halten, zurückführen **(Abb. 7)**.

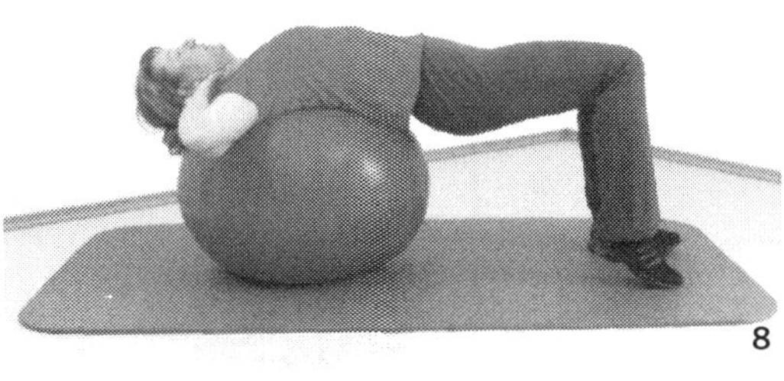
8

7. Zehenspitzen-Tisch

❋ Ausgangsstellung wie Übung 6, aber die Hände im Nacken verschränken. Im Wechsel oder zusammen die Fersen heben und senken, Bauch- und Gesäßspannung halten **(Abb. 8)**.

8. Tisch-Drehung

- Beide Arme nach hinten strecken und mit dem Oberkörper den Pezziball leicht nach links und rechts rollen. Der Oberkörper dreht sich in die Gegenrichtung des Pezziballes, die Beine bleiben fest am Boden, Bauch- und Gesäßspannung halten **(Abb. 9).**

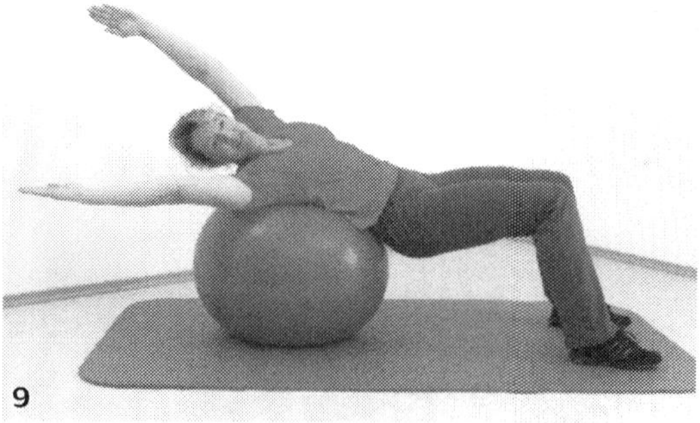
9

9. Hecht

- Bäuchlings so auf den Ball legen, dass die Oberschenkel auf dem höchsten Punkt des Balles liegen, die Hände unter der Schulter aufgestützt und die Ellenbogen leicht gebeugt sind.
- Aus dieser Stellung (Grundspannung halten!) mit den Händen vier kleine „Schritte" nach vorn „laufen" (die Knie liegen jetzt auf dem höchsten Punkt) **(Abb. 10a),** einen Moment verharren und mit vier „Schritten" in die Ausgangsstellung zurück-

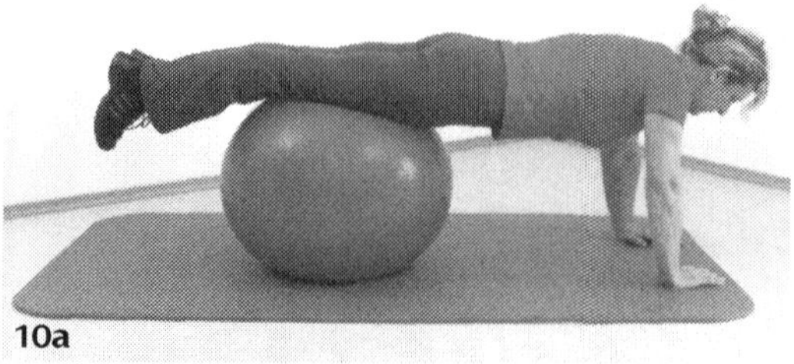
10a

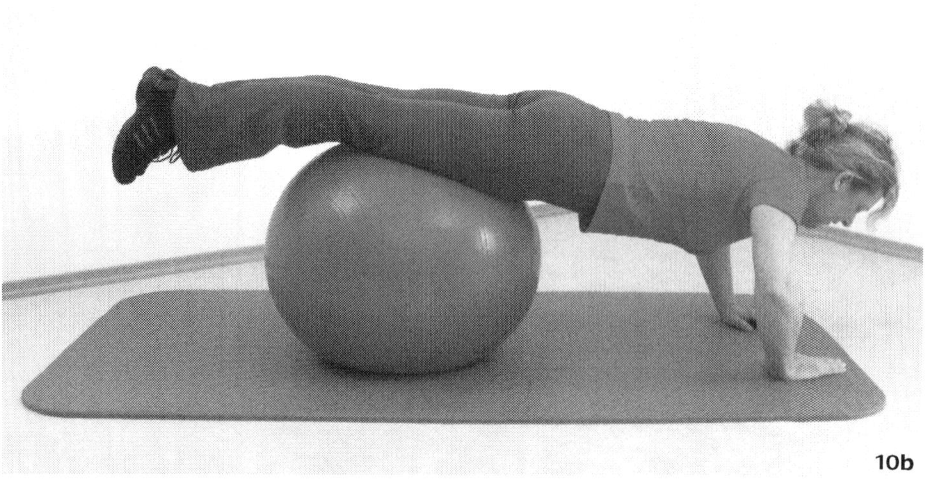
10b

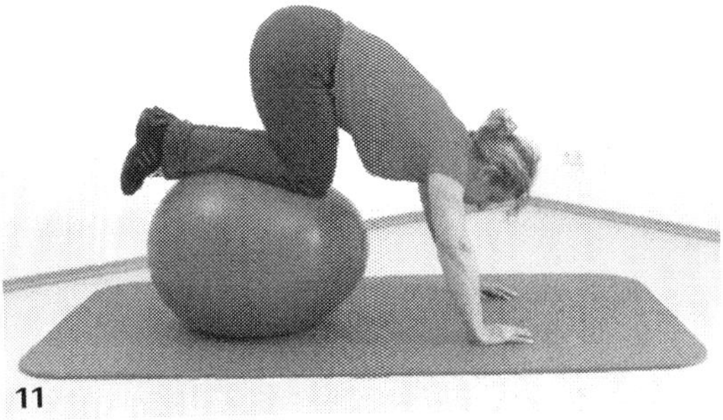

11

kommen. Ohne Spannung weiter zurückrollen und den Oberkörper entspannt über den Ball legen.

Erschwernis:

- Nach den vier „Schritten“ vorwärts die Arme beugen **(Abb. 10b)** und strecken. Stets an die Grundspannung denken!

10. Igel

- Wie Übung 9, jedoch nach den vier „Schritten“ den Ball mit den Beinen unter den Bauch ziehen **(Abb. 11)**, verharren und ihn anschließend mit den Beinen langsam wieder zurück in die Ausgangsstellung schieben.

Hinweis: Das Zurückschieben und Senken des Körpers langsam, intensiv und mit der Grundspannung ausführen. Anschließend ohne Spannung weiter zurückrollen und den Oberkörper entspannt über den Ball legen.

Ausklang

Entspannung mit einer Entspannungsgeschichte

Die Teilnehmer legen sich so auf die Matte, dass die Unterschenkel entspannt auf dem Pezziball liegen. Mit den Beinen bewegen sie den Ball leicht hin und her, vor und zurück. Sie schließen die Augen, legen die Hände auf den Bauch und spüren, wie sich mit der Ein- und Ausatmung der Bauch hebt und senkt und sie langsam zur Ruhe kommen. Stille kehrt ein! Der Übungsleiter unterstützt die Entspannung mit einer Geschichte (z. B. „Unter Wasser schwimmen“ von Else Müller aus dem Buch „Du spürst unter deinen Füßen das Gras“, Frankfurt 1983).

Spaß und Kräftigung an der Langbank

Geräte: Je acht Teilnehmer eine Bank, je Dreiergruppe ein Luftballon und ein Gymnastikball, Gymnastikmatten.

Musik: Musik im 4/4-Takt zum Aufwärmen.

Aufwärmen

Die Teilnehmer gehen nach Musik kreuz und quer durch die Halle und führen bei „Musikstopp" verschiedene Bewegungsaufgaben aus.

- Mit der rechten Hand möglichst viele Hände schütteln,
- wie vor, aber mit der linken Hand,
- wie vor, aber mit beiden Händen.

So haben sich viele Teilnehmer gesehen und begrüßt!

Dreiergruppen in einem Viereck von ca. 3 x 3 m mit je einem Luftballon und Gymnastikball.

- Die drei Teilnehmer spielen sich den Luftballon innerhalb des Vierecks zu. Der Luftballon soll den Boden nicht berühren und die Spielfeldgrenzen nicht überfliegen.
- Die Teilnehmer schieben sich mit dem Fuß den Gymnastikball zu.
- Sie schieben bzw. spielen sich gleichzeitig den Ball und den Luftballon zu.

Weitere mögliche Aufgaben: Den Luftballon nur mit der linken Hand oder mit dem Ellenbogen zuspielen.
Hinweis: Da der Luftballon selten dahin fliegt, wo er hin soll, und gleichzeitig der Ball bewegt werden muss, ist das Ganze eine lustige Angelegenheit, so dass die Teilnehmer fröhlich eingestimmt werden!

Die Dreiergruppen gehen hintereinander durch die Halle
Der vordere Teilnehmer führt verschiedene Aufgaben aus, die die folgenden nachmachen. Danach wechselt er ans Ende und der Nächste übernimmt die Führung.

Beispiel-Aufgaben:

- Armbewegungen,
- Schulterbewegungen,
- seitwärts-, rückwärts- oder Kreuzschritte gehen,
- seitliches Neigen und Beugen des Oberkörpers.
- Kleine Verbindung, Beispiel: 1–4 überkreuz das rechte und linke Knie hochziehen, 5–8 vier Schritte vorwärts gehen usw.

Hauptteil

Die Bänke stehen im Kreis, Halbkreis, Viereck oder in Reihe hintereinander.

Je vier Teilnehmer stehen sich an einer Bank gegenüber
Sie führen folgende Aufgaben aus:
1. Mit dem rechten und linken Fuß abwechselnd gegen die Bank tippen und die Arme gegengleich mitschwingen lassen **(Abb. 1).**

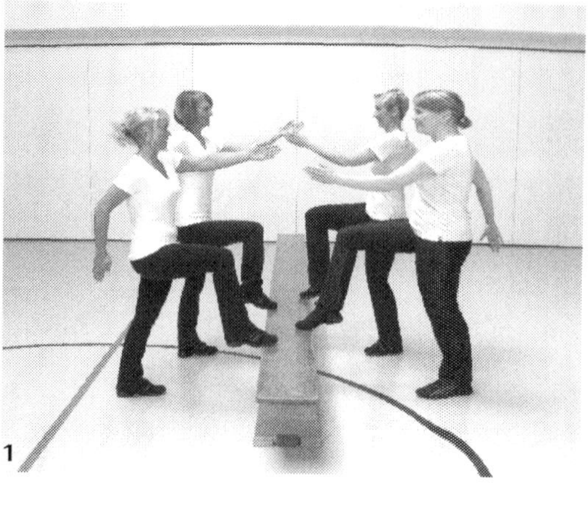
1

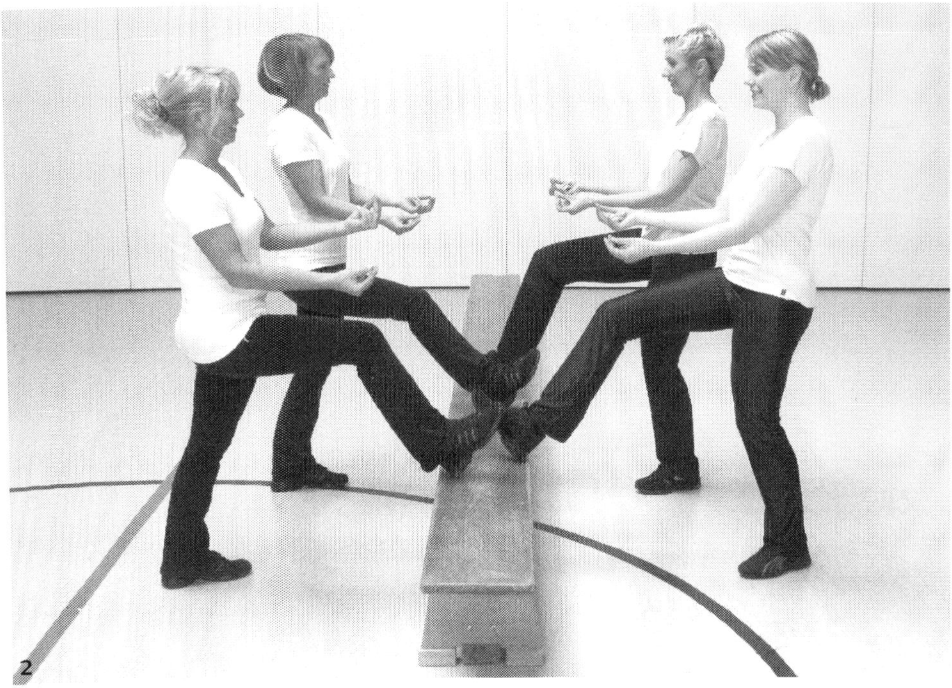

2

2. Im Wechsel mit der Ferse auftippen **(Abb. 2).** Dazu Handklapp oder Schnipsen ausführen.
3. 2-mal auf die Bank und 2-mal über dem Kopf in die Hände klatschen. Auch im Wechsel ausführen **(Abb. 3).**
4. 2-mal auf die Bank und 2-mal in die Hände des Partners klatschen **(Abb. 4).**

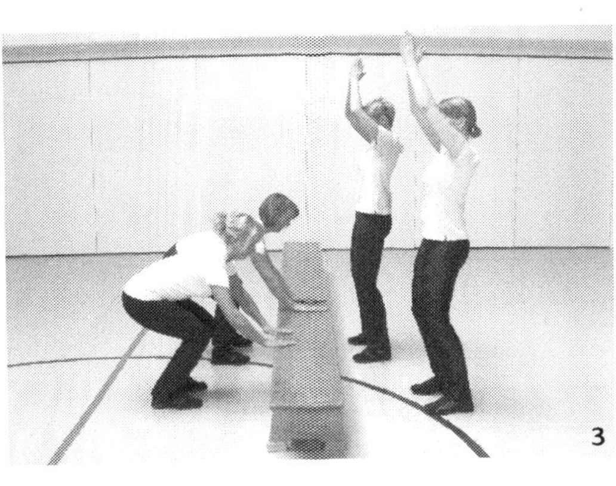

3

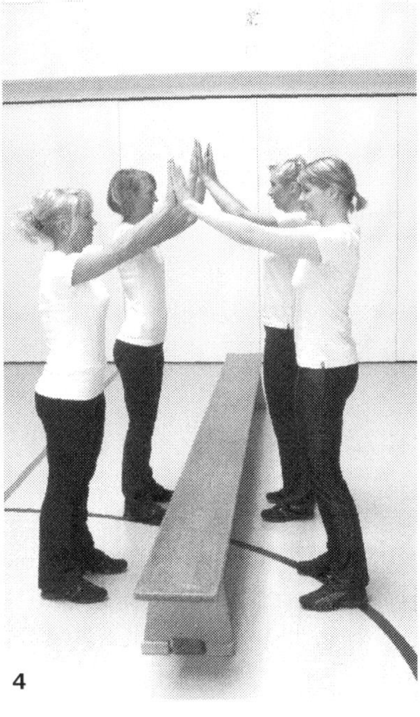

4

Seitlich zur Bank stehen

5. Mit der inneren Hand auf die Bank, mit der äußeren Hand über dem Kopf in die Hand des Partners klatschen, aufrichten **(Abb. 5).**

Hinweis: Kann auch im Grätschstand mit Verlagerung zur Bank hin ausgeführt werden.

5a. Wie vor, jedoch Seitenwechsel vornehmen.

5b. Die Übungen 3–6 miteinander verbinden, jeweils viermal ausführen.

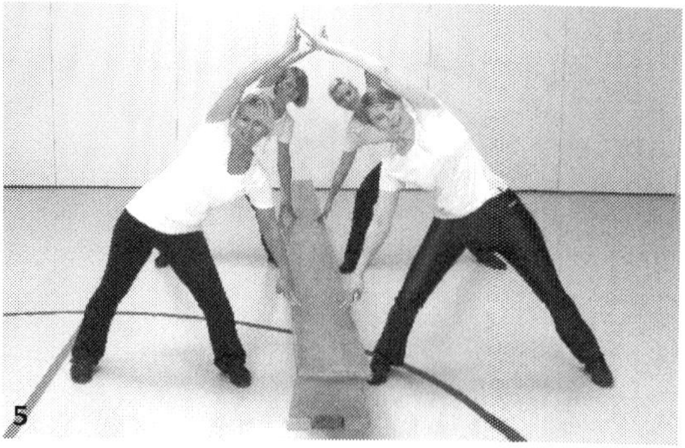

5

Grätschstand, Gesicht zur Bank

6. Arme in Hochhalte, den Oberkörper mit gestrecktem Rücken und leicht gebeugten Beinen vorbeugen, die Hände des Partners fassen und einen Moment halten **(Abb. 6),** dann langsam ab- und aufrollen zum Stand.

7. Die Hände einstützen. Im Wechsel die rechte und linke Schulter **(Abb. 7)** überkreuz in Richtung Bank ziehen. Zwischendurch immer aufrichten.

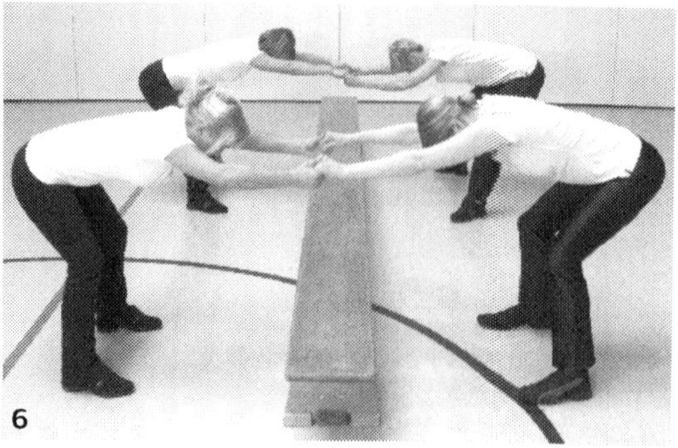

6

Rückenlage vor der Bank, Unterschenkel auf der Bank

8. Den Oberkörper aufrichten und absenken **(Abb. 8).**

Hinweis: Auf die richtige Kopfhaltung achten!

8a. Wie vor, jedoch den Oberkörper nicht ganz absenken. Einatmen – absenken, ausatmen – aufrichten. Jeder Teilnehmer sucht sein eigenes Tempo.

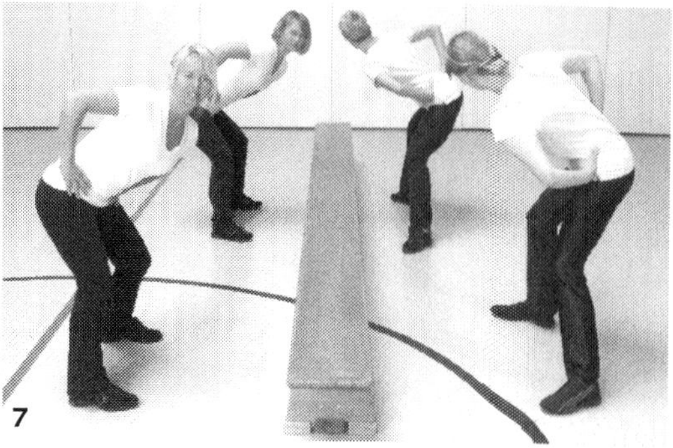

7

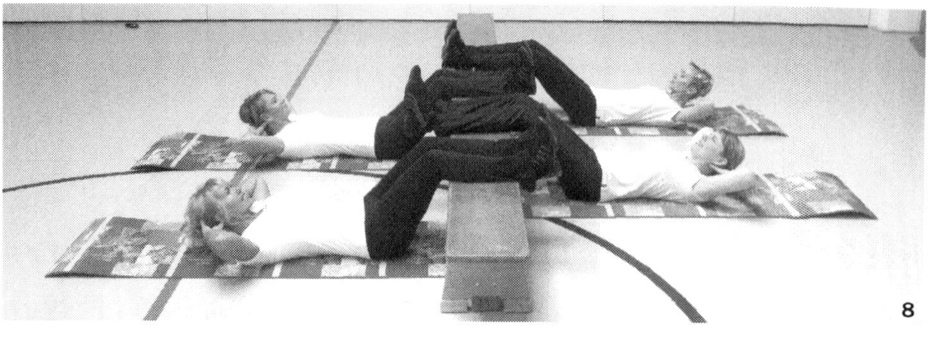

8

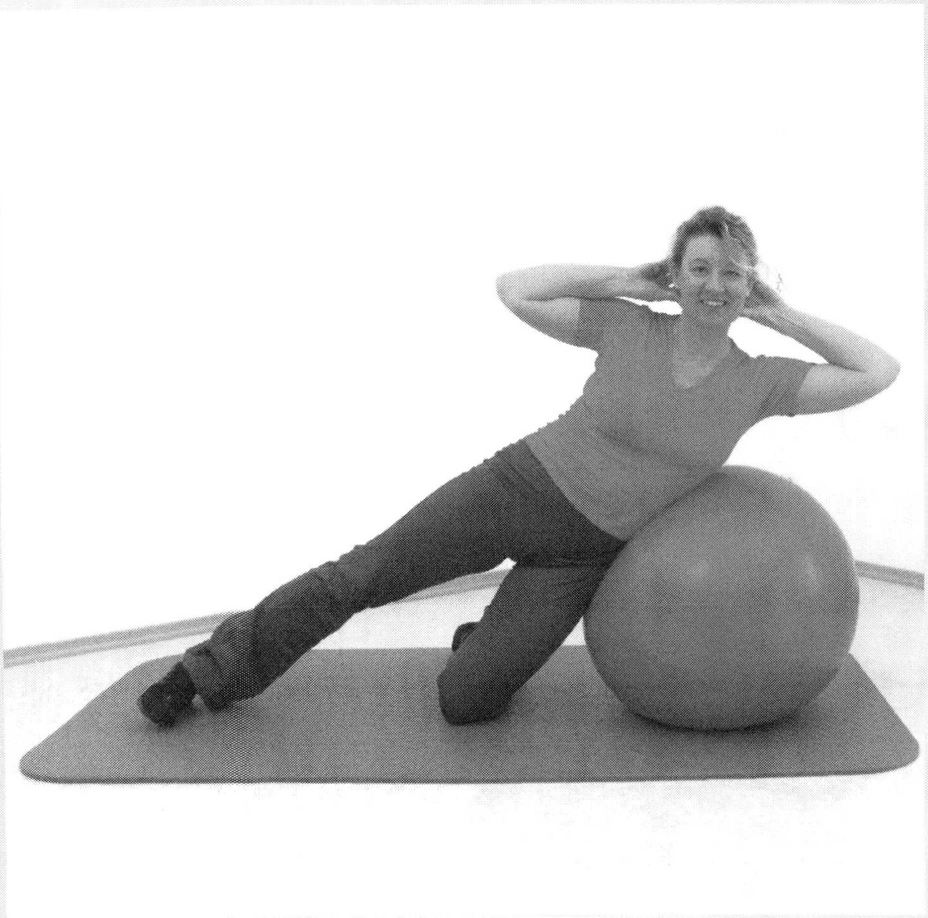

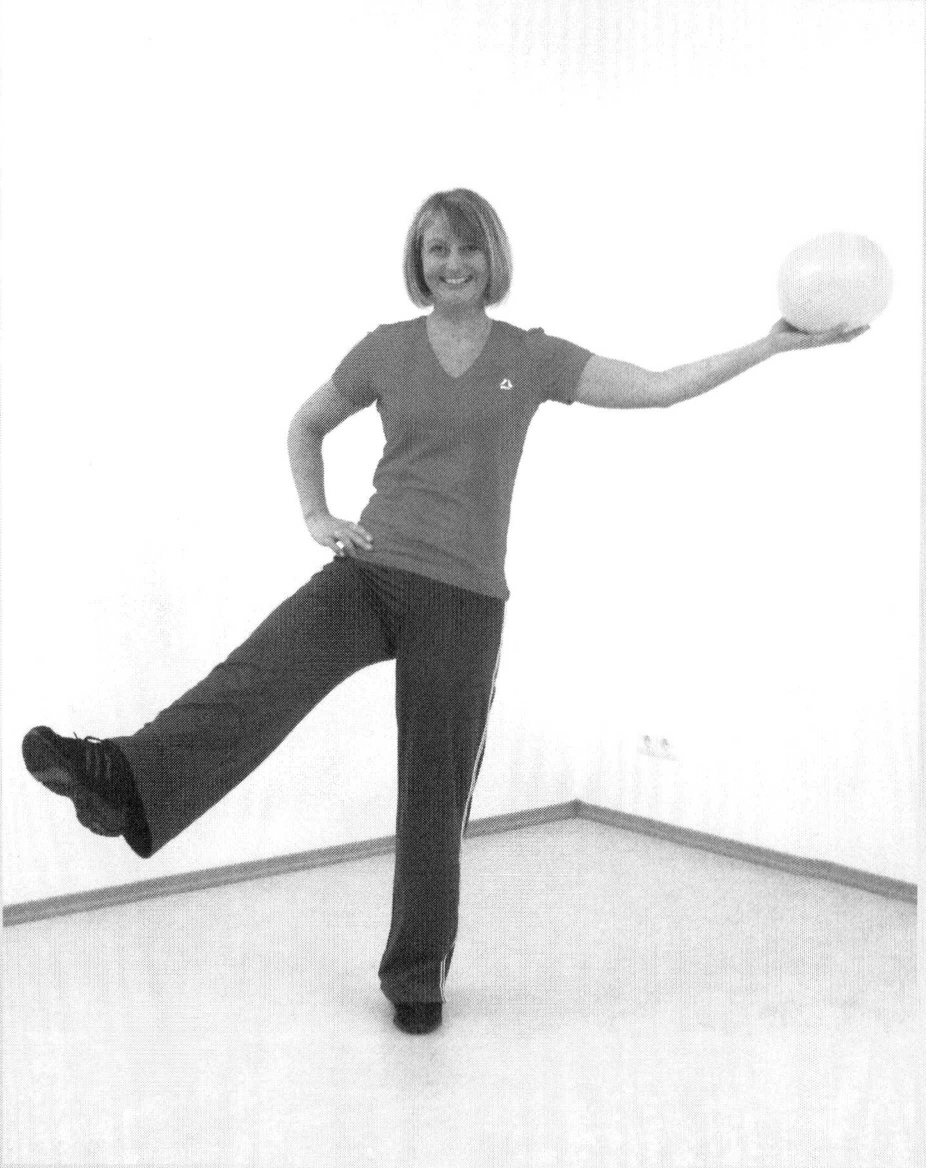

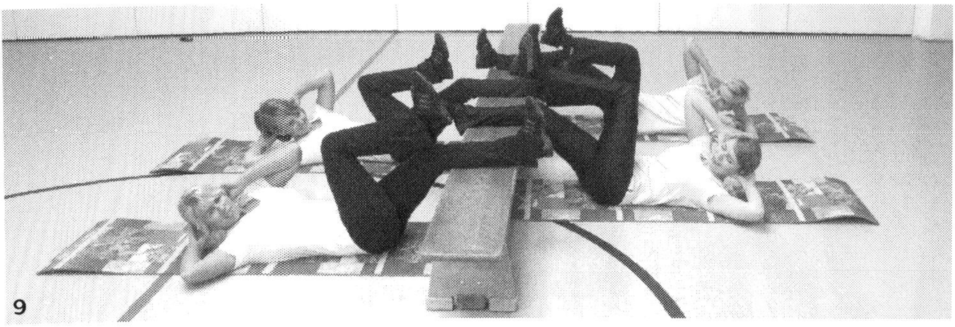

9

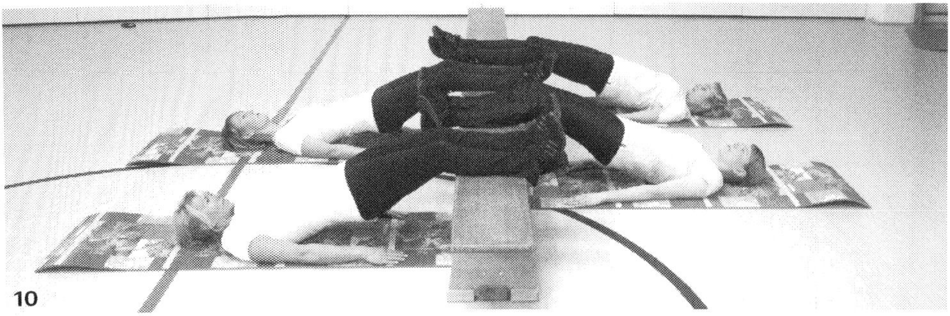

10

8b. Wie 8a, aber schräg nach rechts und links aufrichten.

9. Wie 8b, jedoch überkreuz das Knie zum Ellenbogen ziehen **(Abb. 9).**

10. Mit der Grundspannung (Bauch rückenwärts ziehen, das Gesäß anspannen) das Becken langsam anheben, halten **(Abb. 10)** und Wirbel für Wirbel wieder abrollen.

11. Die Füße auf die Bank stellen, das Becken wie vor abheben und in kleinen „Schwüngen" nach rechts bzw. links bewegen und später kreisen lassen **(Abb. 11).**

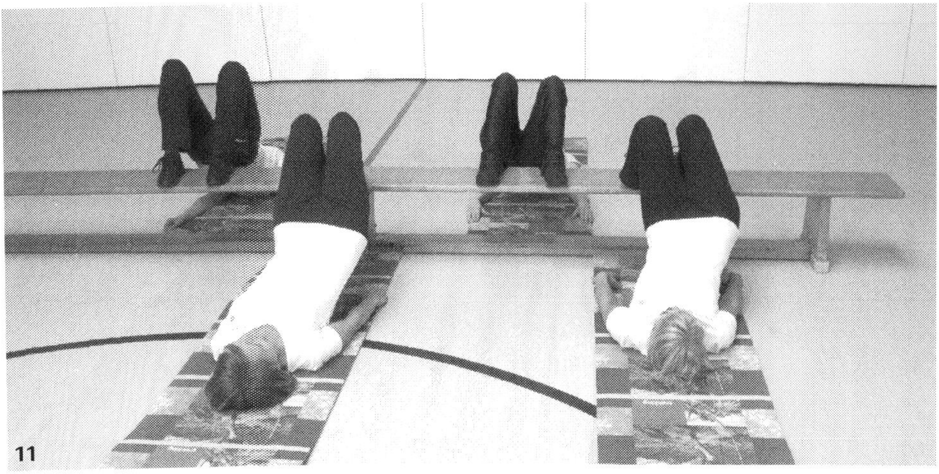

11

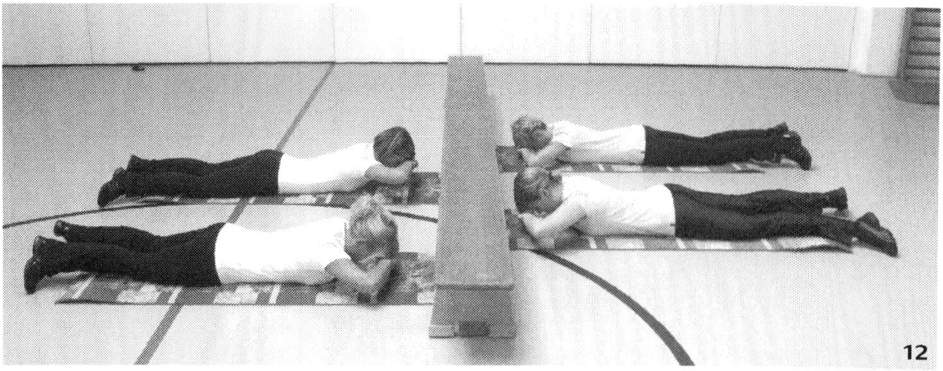

12

Bauchlage vor der Bank

12. Mit der Grundspannung die verschränkten Arme mit dem darauf ruhenden Kopf anheben, halten **(Abb. 12),** senken.

13. Unter der Bank die Hände des Partners greifen und die Arme abwechselnd lang, ziehen **(Abb. 13).**

Hinweis: Stirn zeigt bodenwärts.

14. Durch Aufsetzen der Hände vor der Schulter in die Bankstellung und weiter in den Fersensitz hochdrücken. Als „kleines Paket" einen Moment die entgegengesetzte Stellung genießen **(Abb. 14).**

Hinweis: Alle Übungen werden mehrere Male wiederholt. Je nach Intensität können Beine oder Arme gelockert und Dehnübungen angeschlossen werden.

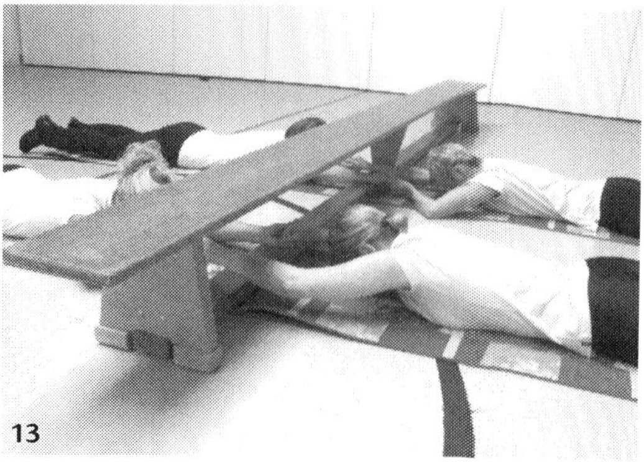

13

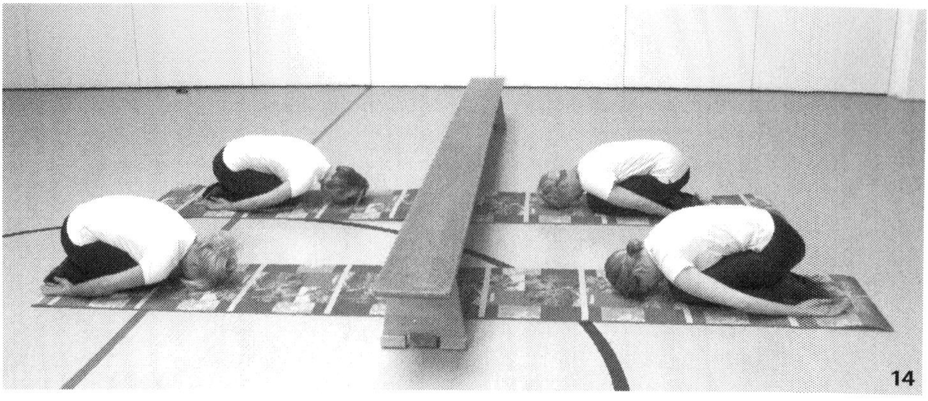

14

Ausklang

Luftballon-Staffel

Die Teilnehmer sitzen im Reitersitz hintereinander auf der Bank. Der Vorderste gibt einen Luftballon über den Kopf nach hinten weiter. Der Letzte nimmt ihn auf, pritscht ihn im Laufen oder Gehen nach vorn, setzt sich auf den vorderen Platz und gibt ihn wieder über den Kopf nach hinten usw. Gewonnen hat die Gruppe, die nach den vereinbarten Durchgängen als erste fertig ist.

Falls noch Zeit zur Verfügung steht, wird die Stunde mit dem „Sommer-Herbst/Winter ...-Gewitter" beendet.
Die Teilnehmer stehen so im Kreis hintereinander, dass sie den Rücken des Vordermannes gemäß der Erzählung des Übungsleiters „bearbeiten" können (auch als Partnerübung durchführbar = Bauchlage, der Partner führt die Bewegungen aus).

„Die letzten Sonnenstrahlen des Tages fallen."
- ❊ Mit beiden Händen sanft vom Kopf über den Hals nach unten streichen.

„Wolken ziehen auf."
- ❊ Kreisförmige Bewegungen auf dem Rücken ausführen.

„Erste Regentropfen fallen ..."
- ❊ Leicht mit den Fingern klopfen.

„... und werden stärker."
- ❊ Stärker mit den Fingern klopfen.

„Ein erster Blitz zuckt am Himmel."
- ❊ Schnell im Zickzack über den Rücken fahren.

„Es donnert."
- ❊ Mit lockeren Fäusten den Rücken abklopfen.

„Der Regen wird stärker."
- ❊ Stark mit den Fingern auf den Rücken klopfen.

„Jetzt kommt noch einmal die Sonne durch."
- ❊ Sanft den Rücken ausstreichen.

Bewegung und Schwung mit Ball und Reifen

Vorbemerkung
Die Handgeräte Ball und Reifen lassen sich in der Stunde unterschiedlich einsetzen. In diesem Stundenbild wird die Möglichkeit aufgezeigt, mit Ball und Reifen parallel und paarweise zu arbeiten, d. h. ein Teilnehmer arbeitet mit dem Ball, der andere mit dem Reifen. Schwung- und Wurfübungen lassen sich gut erlernen, wobei durch das Austauschen der Geräte immer wieder neue Impulse gesetzt werden.

Geräte: Je Paar ein Gymnastikball und ein Reifen.

Musik: Aktuelle Musik je nach Alter der Gruppe im 4/4-Rhythmus für die Geh- und Schwungteile, Tempo ca. 120/125 BpM. Möglich ist auch Musik im 3/4-Rhythmus.

Aufwärmen
Die Handgeräte liegen in der Mitte der Halle.

Die Teilnehmer führen im Wechsel mit Gehen oder Laufen durch die Halle verschiedene Aufgaben mal mit dem Ball und mal mit dem Reifen aus und legen die Handgeräte in der Mitte der Halle wieder ab.

1. Gehen mit weit ausgreifenden Schritten kreuz und quer durch die Halle, alle begrüßen sich, gehen weiter usw.
Stopp: Jeder Teilnehmer nimmt ein Gerät auf (Ball oder Reifen) und bewegt sich damit frei in der Halle. Ausprobieren: Was kann ich mit dem Gerät machen? Handgerät in der Mitte wieder ablegen.

2. Rückwärtsgehen mit weit ausgreifenden Schritten und über die Schulter schauen, damit es keinen Zusammenstoß gibt.
Stopp: Das andere Gerät aufnehmen und frei bewegen.
3. Seitkreuzschritte gehen.
Stopp: Den Ball beidhändig gefasst vorhochwerfen (dem Ball nachstrecken) und fangen, den Reifen am Platz rechts- und auch linkshändig zwirbeln und ihn im Laufen umrunden.
4. Vorwärts-, Rückwärts- und Seitwärtsgehen miteinander verbinden.
Stopp: Das andere Gerät aufnehmen und vorhochwerfen oder zwirbeln.
Danach die Handgeräte nicht in die Hallenmitte zurückbringen, sondern am Platz ablegen.
5. Bogenlaufen um die Geräte herum (keinen Teilnehmer anstoßen).
Stopp: Den Ball beidhändig hochwerfen, fangen, dabei vorwärtsgehen, den Reifen beidhändig gefasst hoch- und abschwingen, dabei vorwärtsgehen.
Aufgabe: „Versucht einen rhythmischen Ablauf zu finden“, z. B. Ball: zwei Schritte vorwärtsgehen, dabei den Ball hochwerfen, zwei Schritte rückwärtsgehen, dabei den Ball fangen und abwärts führen, Reifen wie Ball.
❊ Wie vor, das Handgerät wechseln.

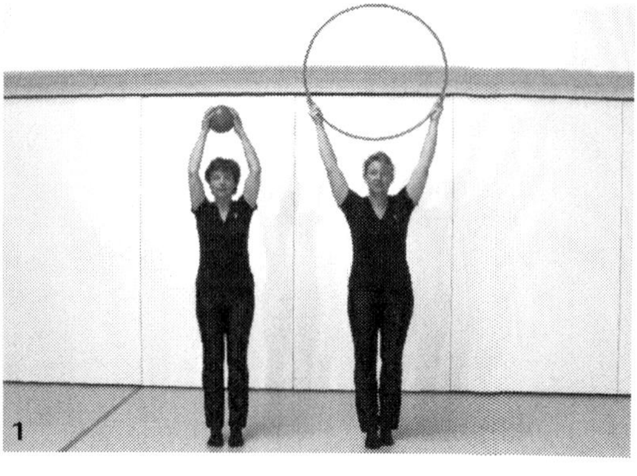

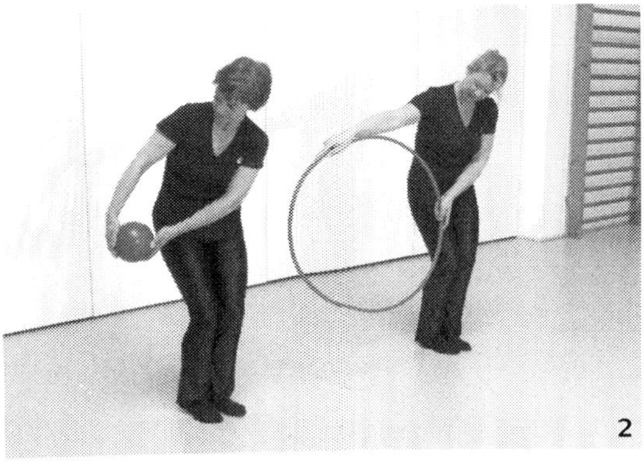

2

Hauptteil

Blockaufstellung:

- Abwechselnd ein Teilnehmer mit Ball, ein Teilnehmer mit Reifen,
- den Ball bzw. Reifen mit beiden Händen vor dem Körper halten,
- alle Übungen mehrere Male wiederholen.

Schwünge in die Hochhalte

Übung 1

4 Zz Den Ball/Reifen beidhändig gefasst in die Hochhalte führen, absenken **(Abb. 1).**

Übung 2

4 Zz Wie vor, jedoch dabei vier Schritte vorwärtsgehen,

4 Zz einmal wiederholen, dabei vier Schritte rückwärtsgehen.

Übung 3

Wie Übung 2, jedoch in folgendem Wechsel:

8 Zz Teilnehmer mit Ball führt die Übung 2-mal am Platz aus, Teilnehmer mit Reifen führt die Übung mit vier Schritten vor und zurück aus.

Danach wechseln.

Teilnehmer mit Reifen führt die Übung am Platz aus, Teilnehmer mit Ball geht die Schritte vor und zurück.

Die Geräte wechseln und alles wiederholen.

Übung 4

8 Zz Den Ball/Reifen beidhändig gefasst von der rechten Körperseite in die Hochhalte führen, zur linken Körperseite absenken (4 Zz) und gegengleich wiederholen (4 Zz) **(Abb. 2).**

Übung 5

8 Zz wie Übung 4, jedoch dabei vier Schritte vor- und vier Schritte zurückgehen. Teilnehmer mit Ball führt die Übung am Platz aus, Teilnehmer mit Reifen geht dabei vier Schritte vor und zurück.

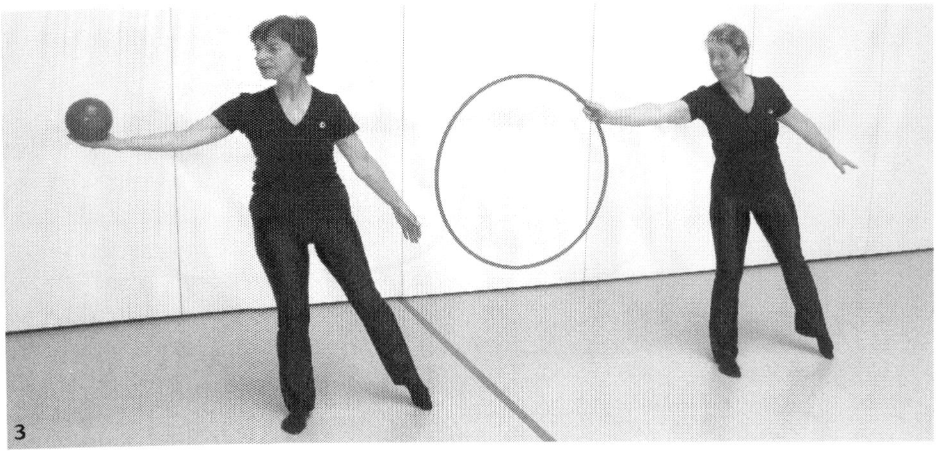

3

Übung 6

8 Zz Ball geht die Schritte vor und zurück, Reifen führt die Übung am Platz aus.

Die Geräte wechseln und alles wiederholen.

Teilnehmer mit Ball: Steigerung, anstatt hochschwingen den Ball abwerfen, fangen. Zwischendurch die Arme lockern!

Ball und Reifen senkrecht um den Körper schwingen

Übung 7

4 Zz Den Reifen von rechts vor dem Körper **(Abb. 3, siehe S. 53)** in die linke Hand übergeben und mit Verlagerung nach links ausschwingen (2 Zz, **Abb. 4)**, von links hinter dem Körper mit Übergabe in die rechte Hand **(Abb. 5)** wieder nach rechts ausschwingen (2 Zz).

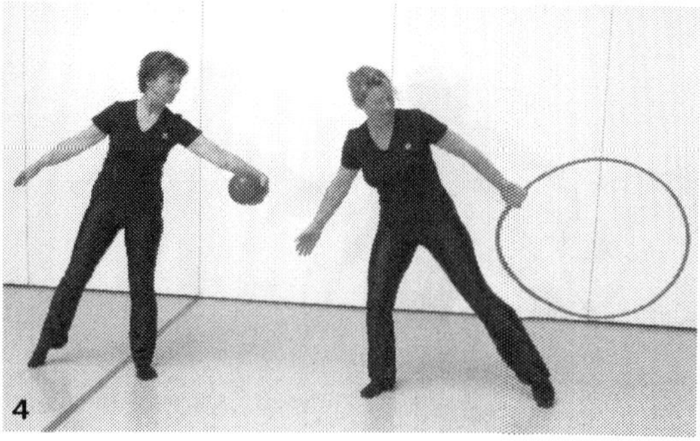

4

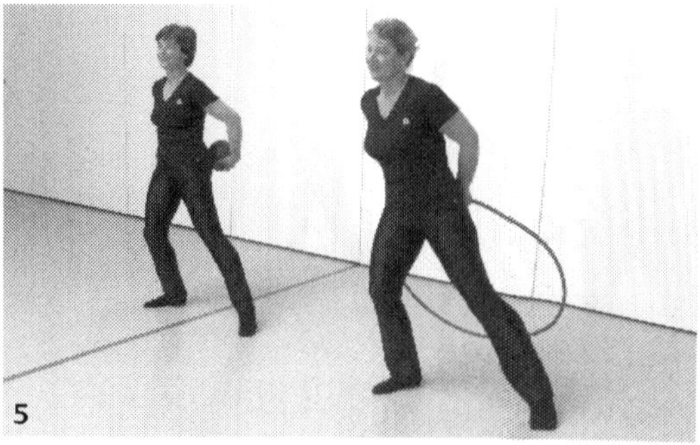

5

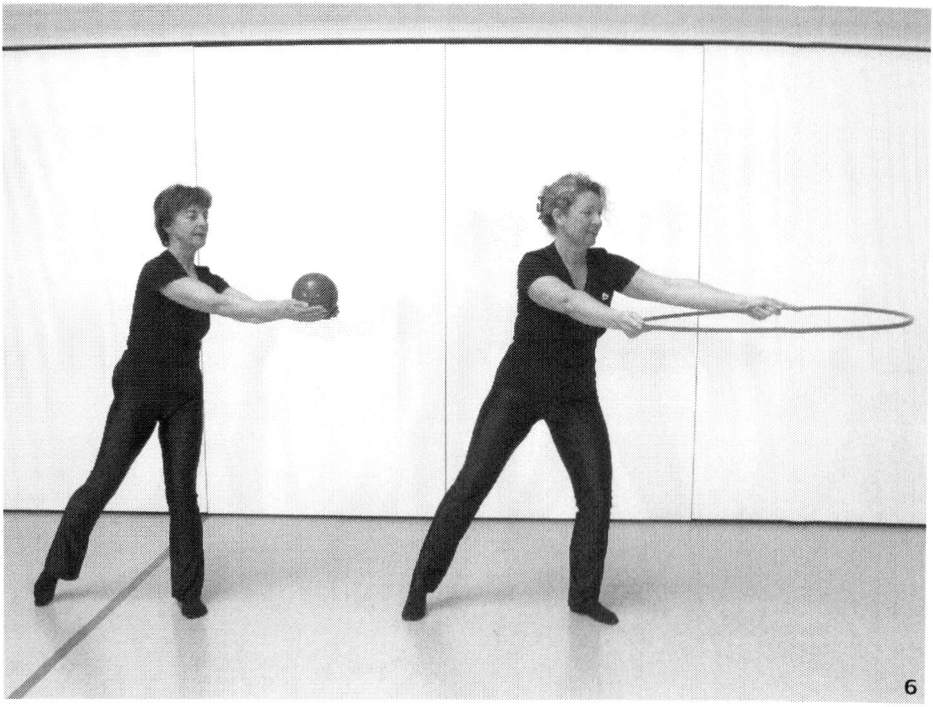

6

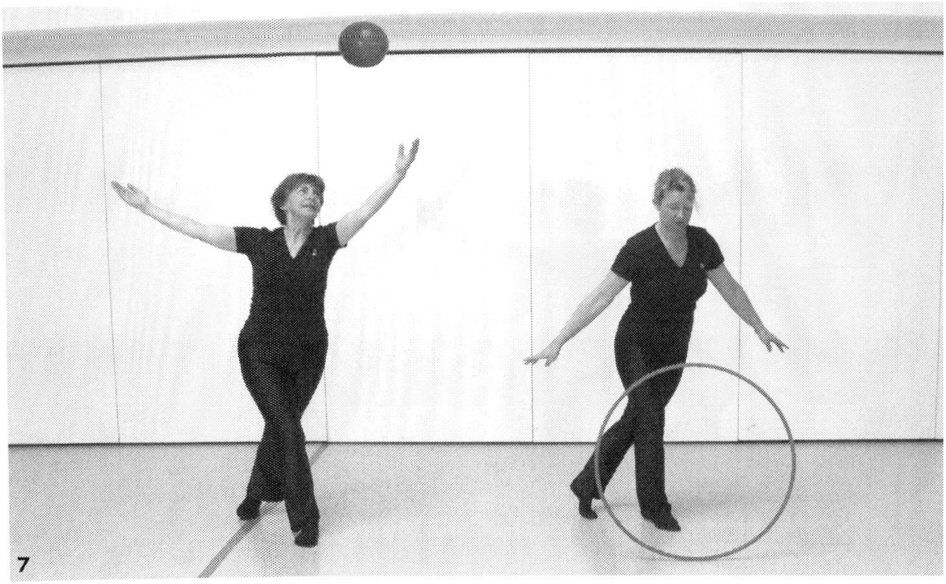

Mit dem Ball wie mit dem Reifen üben. Die Geräte wechseln.

Tablett
Übung 8

4 Zz Den Reifen waagerecht mit Verlagerung weit nach links (2 Zz) und rechts schwingen (2 Zz) = wie ein Tablett **(Abb. 6).** Ball wie Reifen (der Ball liegt auf beiden Händen). Die Geräte wechseln.

Tablett mit Drei-Schritt-Drehung

Wenn die Teilnehmer die Drei-Schritt-Drehung nicht kennen, sollte diese zunächst erarbeitet werden: *„Führt auf einer Linie* (nach rechts oder nach links) *mit drei Schritten eine ganze Drehung aus."* Dann wird die Tablett-Bewegung mit der Drei-Schritt-Drehung verbunden:

Übung 9

8 Zz Ball und Reifen nach links und rechts schwingen (4 Zz), nach links schwingen und dabei mit drei Schritten 1/1-Drehung ausführen, nach links ausschwingen (4 Zz).

8 Zz Gegengleich wiederholen.

„Nach links, nach rechts und drehen herum, nach rechts, nach links und drehen herum."

Reifen rollen und Ball werfen mit Kreuzschritt

Das Rollen mit dem Reifen und Schwingen und Werfen mit dem Ball können einzeln geübt werden:

Den Reifen mit Verlagerung vor dem Körper von rechts nach links und wieder nach rechts rollen, die Hände am Reifen lassen (4 Zz).

Den Ball in einem kleinen Bogen vor dem Körper von rechts (über unten) nach links und wieder nach rechts schwingen (4 Zz), über dem Kopf in die linke Hand geben.

Nach einigen Wiederholungen über den Kopf in die andere Hand werfen!

Dann werden die Bewegungen mit dem Kreuzschritt verbunden:

Übung 10

8 Zz Den Reifen mit Verlagerung von rechts nach links und wieder nach rechts rollen (4 Zz), mit einem Kreuzschritt nach links den Reifen nach links rollen **(Abb. 7),** endend in der Verlagerung links (4 Zz).

8 Zz Gegengleich wiederholen. Den Ball mit Verlagerung in einem kleinen Bogen vor dem Körper von rechts nach links und wieder nach rechts schwingen (4 Zz), mit einem Kreuzschritt nach links den Ball über den Kopf in die linke Hand werfen (4 Zz, **Abb. 7, siehe S. 55).**

Gegengleich wiederholen. Die Geräte wechseln.

Aus dem Hauptteil werden vier Teile ausgesucht, als Abschluss zusammengefasst und fortlaufend wiederholt:

Übung 4: 16 Zz Ball/Reifen von der Körperseite in die Hochhalte.

Übung 7: 16 Zz Ball/Reifen senkrecht um den Körper schwingen.

Übung 8 oder 9: 16 Zz Ball/Reifen = Tablett, evtl. mit Drei-Schritt-Drehung.

Übung 10: 16 Zz Reifen rollen, Ball schwingen und werfen/mit Kreuzschritt.

Ausklang

Mit einer kleinen Entspannungsmassage klingt die Stunde aus.

„Duschen"

Ein Partner sitzt auf dem Boden oder auf der Bank, der andere steht hinter ihm und führt nach der Ansage des Übungsleiters die entsprechende Bewegung aus:

- Zuerst rieselt etwas Wasser auf den Kopf des Partners: Dazu klopft der andere Partner vorsichtig mit den Fingerspitzen auf den Kopf.
- Der Wasserstrahl wird kräftiger …
- Ist der Partner „nass" genug, wird er „eingeseift".
- Die „Haare werden gewaschen" (mit dem Partner absprechen): Langsame Kreisbewegungen der Finger auf der Kopfhaut und den Schläfen. Auf dem Rücken und den Nacken-Schulterpartien darf etwas kräftiger „eingeseift" und „sauber geschrubbt" werden.
- Ist alles sauber, kommt wieder der „Wasserstrahl" zum Einsatz.
- Anschließend wird der Rücken abgetrocknet. Dazu darf mit der ganzen Handfläche über den Rücken gerubbelt werden.
- Zum Schluss wird der Partner mit „Bodylotion" eingerieben und mit einem sanften Klaps auf den Po verabschiedet.

Stundenbilder
ohne Geräte

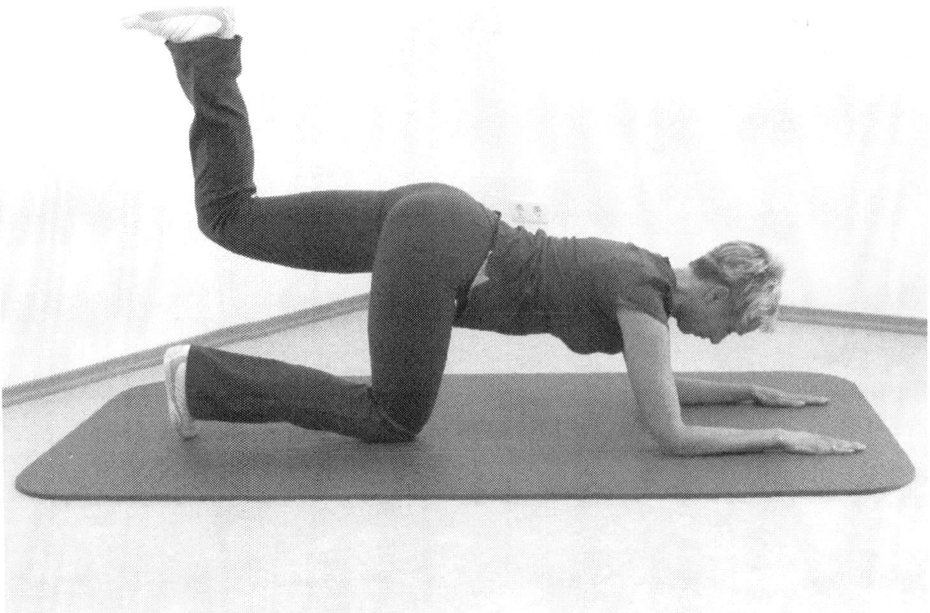

Immer gefragt –
Bauch – Beine – Po

Geräte: Gymnastikmatten, evtl. Thera-Bänder.

Musik: Aerobic-Musik: Aufwärmen 120 BpM, Hauptteil 100–110 BpM, außerdem Musik zur Entspannung.

Aufwärmen

Die Teilnehmer gehen frei durch den Raum, schauen, wer da ist, begrüßen einander. Auf Musikstopp bleiben sie stehen, atmen einige Male mit Armunterstützung tief ein und aus und erhalten folgende Aufgaben:
Sie gehen durcheinander, z. B. 16 oder 32 Schritte, und finden sich auf ein Zeichen zu immer wieder neuen Gruppierungen und Aufgaben zusammen:

- Zu zweit gegenüber mit Handfassung = Füße abrollen, Bein rückspreizen, ...
- zu dritt im Kreis = abwechselnd mit der Fußspitze/der Ferse auftippen, Knie heben ...
- zu viert im Grätschstand im Kreis durchgefasst = verlagern nach rechts und links, vor und zurück, vor und zurück mit kräftigem Armeinsatz, ohne Handfassung Armkreisen rückwärts ...

Hier können auch Bewegungen des Hauptteils zum Einsatz kommen.

Hauptteil

Übungen für die Bauch-, Bein- und Gesäßmuskulatur sowie zur Ganzkörperkräftigung.
Wichtig: Bei allen Übungen ist auf die Grundspannung zu achten!

Bauchmuskulatur

1. Beine schieben

Rückenlage, Beine rechtwinklig und den Oberkörper etwas anheben. Dabei auf die richtige Kopfhaltung achten.

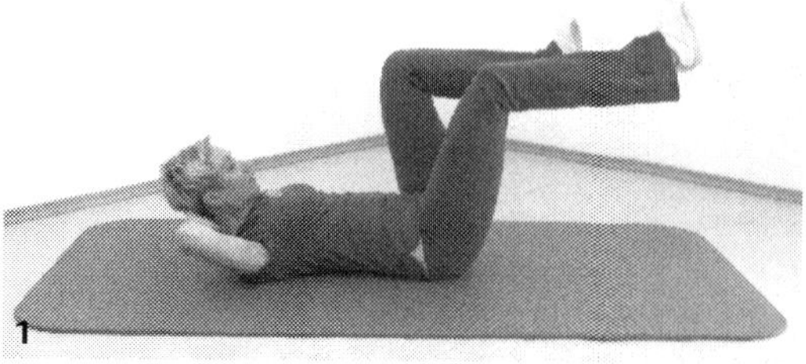
1

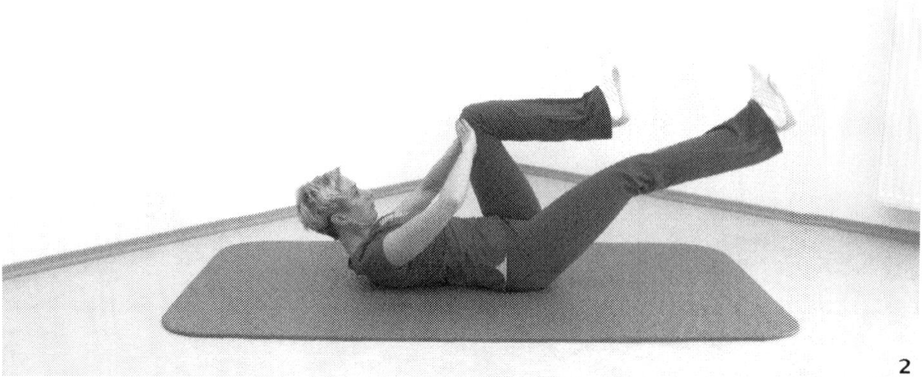
2

✻ Mit der Ausatmung den Oberkörper mehr anheben und im Wechsel ein Bein etwas vorschieben (ca. 20 cm) **(Abb. 1)**, mit der Einatmung in die Ausgangsstellung zurückkehren.

2. Einbeinstrecker

Rückenlage, Beine rechtwinklig anheben.

✻ Mit der Ausatmung den Oberkörper etwas anheben und ein Bein diagonal ausstrecken. Die Hände liegen am anderen angewinkelten Bein in Kniehöhe **(Abb. 2)**,

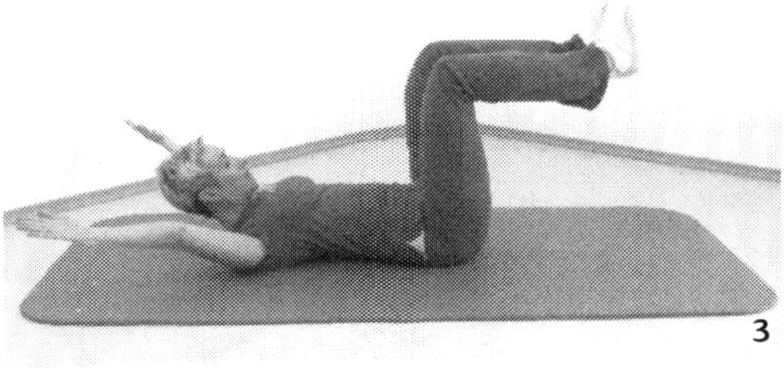

3

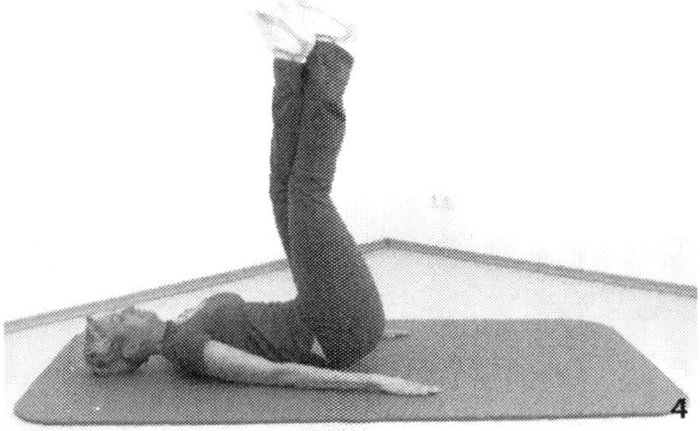

4

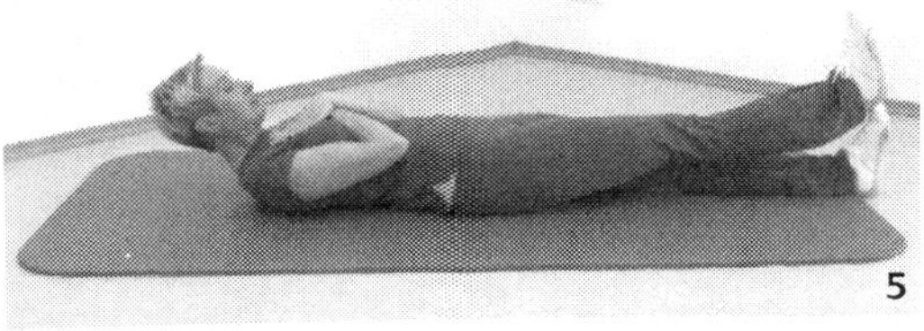

5

✻ mit der Einatmung den Oberkörper etwas absenken. Beine und Arme wechseln.

3. Armkreise

Rückenlage, Beine rechtwinklig anheben. Den Oberkörper etwas anheben und die Arme neben den Beinen ausgestreckt halten.

✻ Mit der Ausatmung die Arme in einem großen Bogen über den Kopf **(Abb. 3)** heben und mit der Einatmung über die Seite in die Ausgangsstellung zurückführen.

Hinweis: Falls es den Teilnehmern schwerfällt, den Kopf zu halten, kann eine Hand als Nackenstütze an den Hinterkopf gelegt werden.

4. Kerze

Rückenlage, Beine deckenwärts heben und die Füße überkreuzen.

✻ Mit der Ausatmung das Gesäß ein wenig von der Matte abheben und die Beine in Richtung Decke schieben **(Abb. 4)**. Dies ist nur eine kleine Bewegung. Mit der Einatmung senken.

Achtung: Nicht mit den Beinen Schwung holen!

5. Beinfixierer (Hustenmuskel – Unterbauch)

Rückenlage, Arme vor der Brust kreuzen und eine Ferse auf die Fußspitze des anderen Beines stellen. Dadurch wird das Bein zum Boden gedrückt.

✻ Mit der Ausatmung den Oberkörper etwas anheben **(Abb. 5)**, 5 bis 10 Sek. halten und mit der Einatmung senken.

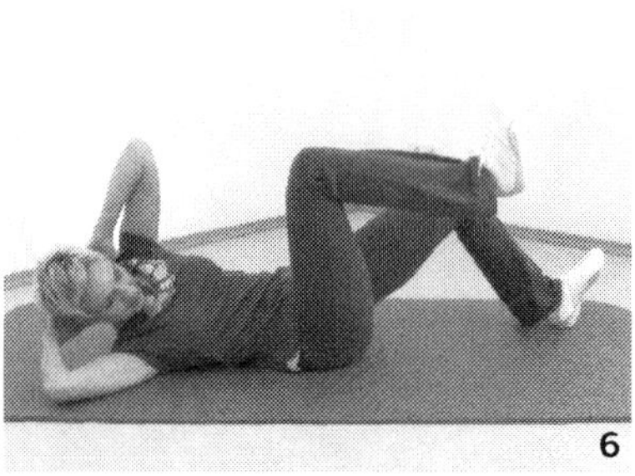

6

6. Diagonal-Crunch

Rückenlage, Beine beckenbreit mit der Ferse aufstellen, den Oberkörper etwas anheben. Die Hände an den Hinterkopf legen.

- Mit der Ausatmung ein Bein in Richtung Bauch ziehen (Fuß flex), den Oberkörper weiter anheben und diagonal zum angezogenen Bein drehen **(Abb. 6).** Mit der Einatmung in die Ausgangsstellung absenken.

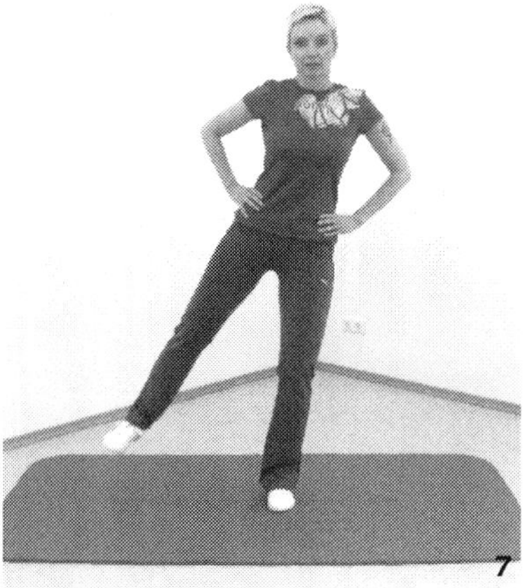

7

Beinmuskulatur

7. Beinlift

Beckenbreiter Stand.

- Das Körpergewicht auf ein Bein verlagern. Das andere Bein seitwärts anheben **(Abb. 7)** und senken, jedoch nicht absetzen. Fortlaufend wiederholen,
- wie vor, jedoch das Bein vorhoch anheben,
- wie vor, jedoch das Bein rückwärts anheben.

Erschwernis:

- Den Beinlift mit einem geknoteten Thera-Band ausführen.

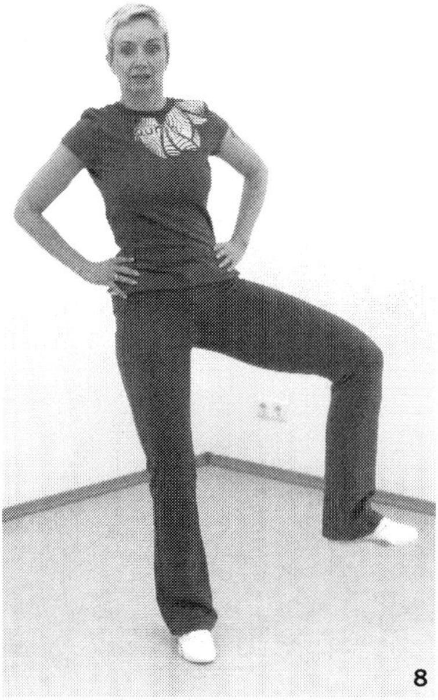

8

8. Knielift, vor- und seitwärts

Beckenbreiter Stand.

- Ein Bein gebeugt anheben, senken und fortlaufend wiederholen,
- ein Bein gebeugt anheben (1), seitwärts drehen (2) **(Abb. 8),** zurückführen (3), senken (4).

Variation: Knielift und Beinlift verbinden.

- Knie heben (1), absenken (2), Bein gestreckt vorhochheben (3), absenken (4) und fortlaufend wiederholen.

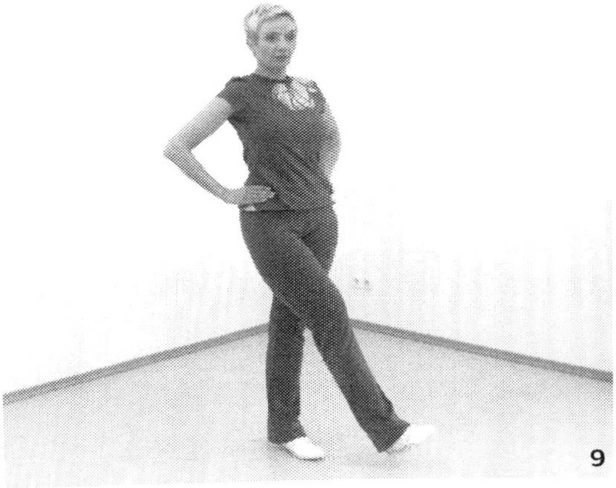

9

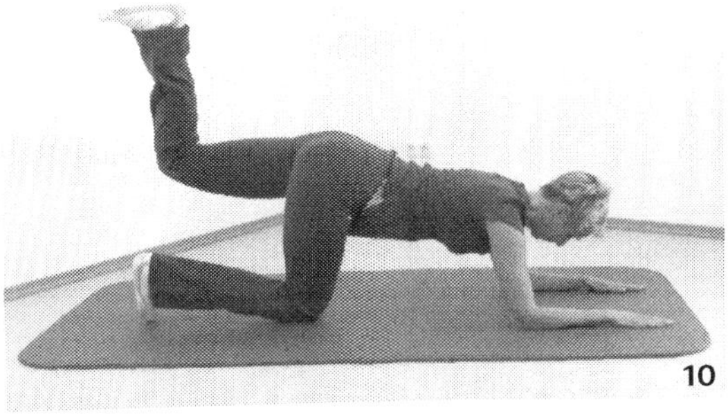

10

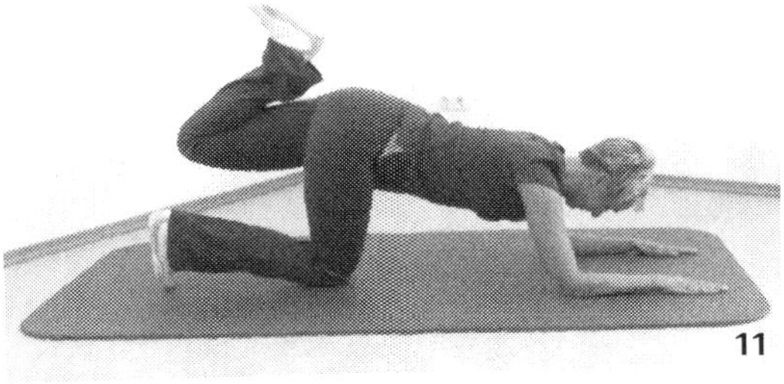

11

9. Bein kreuzen

Beckenbreiter Stand.

- Das Körpergewicht auf ein Bein verlagern, das andere Bein ein wenig vorn anheben und
- vor dem anderen Bein kreuzen (Fuß flex, Fußspitze zeigt nach vorn) **(Abb. 9)** und wieder zurückführen (keine Schwungbewegung). Nach mehrmaliger Wiederholung absetzen.

Erschwernis:

- Das Beinkreuzen mit einem geknoteten Thera-Band ausführen.

Hinweis:

- Als Erleichterung dient das Abstützen an der Wand, jedoch sollte der Übungsleiter hierbei besonders auf die aufrechte Körperhaltung achten.
- Die Übungen können auch in der Seitlage durchführt werden.
- Alle Beinübungen können miteinander verbunden und fortlaufend wiederholt werden.

Wohltuende Ausgleichsübung, die immer eingefügt werden kann:

Die Katze

Vierfüßlerstand.

- Langsam den Rücken runden, dabei den Kopf mit „einrollen" und wieder strecken, jedoch im Rücken nicht durchhängen.

Variation: „Katzenbuckel" oder „Staubsauger":

- Aus dem Vierfüßlerstand über den Katzenbuckel zurückschieben in den Fersensitz. Den Oberkörper tief über den Boden vorschieben, hochkommen, wieder zurückschieben usw.

Gesäßmuskulatur

10. Vierfüßler-Unterarmstand 1

Ein Bein etwas anheben.

- Mit der Ausatmung das Bein rechtwinklig anheben, bis Oberkörper und Oberschenkel eine Linie bilden (Fuß flex) **(Abb. 10),** mit der Einatmung in die Ausgangsstellung senken.

11. Vierfüßler-Unterarmstand 2

Ein Bein gestreckt anheben, Rücken und Bein bilden eine Linie.

- Mit der Ausatmung den Unterschenkel zum Gesäß ziehen (das Becken gerade halten) **(Abb. 11),** mit der Einatmung wieder strecken.

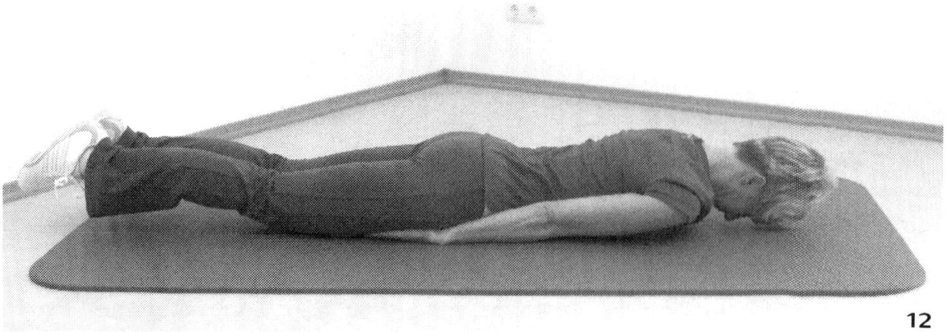

12

Hinweis: Für die folgenden Übungen ist es wichtig, die Grundspannung im Bauchbereich verstärkt zu halten: *„Den Bauchnabel noch stärker nach innen oben ziehen und die Schultern herunterspannen!"*

12. Beinheber

Bauchlage, der Kopf liegt auf den verschränkten Armen.

- Mit der Ausatmung ein Bein etwas anheben, das Becken bleibt am Boden, 5 bis 10 Sek. halten, mit der Einatmung senken.

Erschwernis: Bauchlage, beide Hände unter die Oberschenkel legen.

- Mit der Ausatmung beide Beine anheben **(Abb. 12),** 5 bis 10 Sek. halten, mit der Einatmung senken.

Ganzkörperkräftigung

13. Paddeln

Bauchlage, die Arme schulterbreit ausstrecken.

- Mit der Ausatmung die Arme und Beine etwas anheben, gleichmäßig weiteratmen und abwechselnd auf- und abbewegen **(Abb. 13).**

Ausklang

Entspannungsmassage = „Bügeln"

Partner 1 liegt entspannt auf dem Bauch. Partner 2 kniet neben ihm und legt ihm eine Hand auf ein Schulterblatt, die andere Hand auf die gegenüberliegende Gesäßhälfte, die Fingerspitzen zeigen nach außen. Indem er sein Körpergewicht nach vorn verlagert und dadurch Druck ausübt, „schiebt" er Schultern und Gesäß diagonal etwas auseinander **(Abb. 14).** 2- bis 3-mal wiederholen, dann die Seite wechseln.

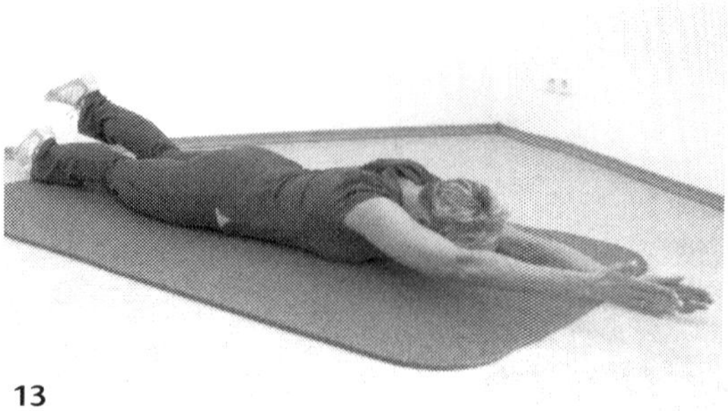

13

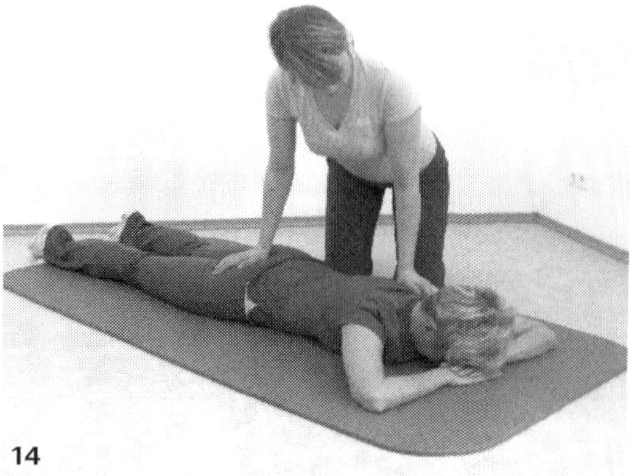

14

Bewegung nonstop

Geräte: Keine.

Musik: Für weniger Geübte reicht ein gemäßigtes Tempo, bei Fortgeschrittenen kann man mit zwei verschiedenen Musikgeschwindigkeiten arbeiten.

Die Teilnehmer gehen nach Musik kreuz und quer durch die Halle. Auf Zuruf finden sich Partner zusammen, führen eine bestimmte Aufgabe aus, merken sich den Partner als Nr. 1, trennen sich wieder, um allein weiterzugehen. Auf erneuten Zuruf suchen sie sich einen Partner 2, um mit ihm eine neue Aufgabe auszuführen usw.

Beispiele für die Aufgaben

Mit Partner 1: Angefasst durch die Halle gehen.

Mit Partner 2: Schulter an Schulter *(„Kleb an meiner Seite")* gehen.

Mit Partner 3: Rechtshändig gefasst einen Kreis gehen.

Mit Partner 4: Beidhändig gefasst gehen, d. h. einer geht vorwärts und steuert, der andere geht rückwärts.

Mit Partner 5: Gegenseitig in die Hände klatschen: Rechte Hand, linke Hand, beide Hände, dreimal schnell auf die Knie klatschen.

Kann beliebig fortgesetzt werden, jedoch genügen bei Einführung drei Partner bzw. Übungen.

Werden die einzelnen Zahlen aufgerufen, finden sich die entsprechenden Partner rasch zusammen, indem sie laut die Namen rufen, und führen die jeweilige Übung gemeinsam aus. Trotz des spielerischen Charakters ist Konzentration angesagt, denn die Teilnehmer müssen sich die Partner und die dazugehörige Übung merken.

Hauptteil

„Gehen" und eine „Gymnastikübung" werden jeweils im einminütigen Wechsel durchgeführt. Beginn und Ende der Übungsform werden durch ein akustisches Signal angezeigt.

Beispiel:

1. Gehen = freies Gehen, später andere Formen (siehe Beispiele).
2. Im Stand = eine Minute die Füße abwechseln abrollen.

Diese Form des Trainings kann durch Geräte wie Steps, Hanteln, Thera-Bänder erweitert werden (siehe Kapitel „Fitness-Zirkel mit Geh-Phasen"). Durch den stetigen Wechsel ist die Gruppe immer in Bewegung. Konzentration ist angesagt, doch der Spaß komm durch den mehrmaligen Partnerwechsel nicht zu kurz.

Beispiele der Gehformen

1. Freies Gehen.

2. Paarweise angefasst auf der Kreisbahn vorwärtsgehen.

3. Paarweise angefasst auf der Kreisbahn rückwärtsgehen.

4. Paarweise auf der Kreisbahn vorwärtsgehen und auf Zuruf „Die Inneren eine halbe Drehung rechts" in die andere Richtung weitergehen. Die Kreise drehen sich gegeneinander **(Skizze 1).**

5. Wie 4., jedoch nach weiteren acht oder 16 Schritten drehen auch die Äußeren mit einer halben Drehung (beide gehen wieder in die gleiche Richtung und jeder hat einen neuen Partner neben sich).

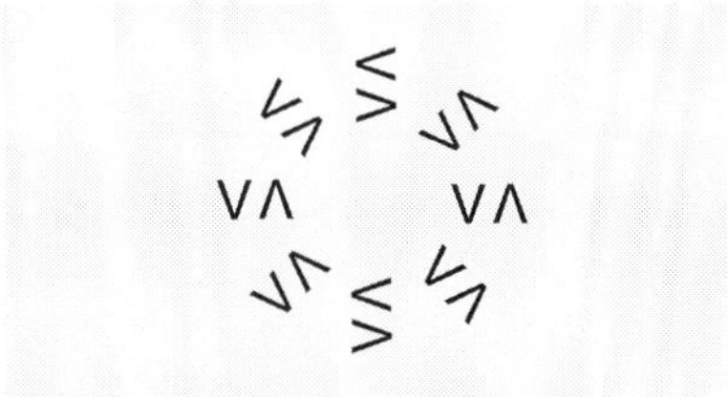

Skizze 1

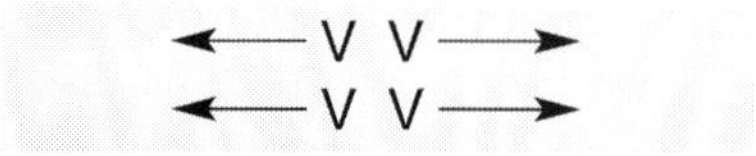

Skizze 2

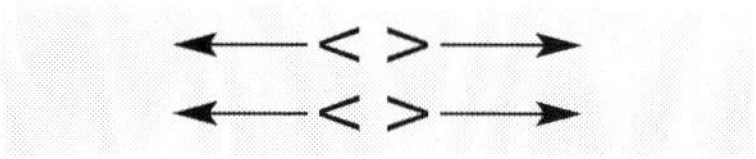

Skizze 3

6. Paarweise nebeneinander auf der Kreisbahn. Sie bewegen sich voneinander weg **(Skizze 2)** mit = seit-kreuz-seit-ran + Klatsch, zueinander hin mit = seit-kreuz-seit-ran + Klatsch, einmal wiederholen, 16 Schritte nebeneinander vorwärtsgehen, fortlaufend wiederholen.

7. Auf der Kreisbahn mit acht Schritten eine Handtour rechts gehen, mit acht Schritten eine Handtour links gehen, 16 Schritte vorwärtsgehen und fortlaufend wiederholen.

8. Paarweise nebeneinander auf der Kreisbahn: Sieben Schritte vorwärtsgehen, auf 8 eine Vierteldrehung rechts bzw. links ausführen **(Skizze 3).** Mit vier Schritten vorwärtsgehen und die Arme heben, mit vier Schritten rückwärtsgehen, die Arme senken und wieder zurückdrehen in die Ausgangsstellung. Fortlaufend wiederholen.

Die Gymnastik-Übungen z. B. als „Reise durch den Körper":

Im Stand:

1. Die Füße abwechselnd abrollen **(Abb. 1).**

2. Die Knie abwechselnd anheben **(Abb. 2).**

3. Die Knie überkreuz anheben **(Abb. 3).**

4. Die Beine abwechselnd vor- und zurückschwingen.

5. Mit den Beinen bzw. Zehen eine große 8 auf den Boden zeichnen: Die obere Schleife liegt vor dem Körper, die unte-

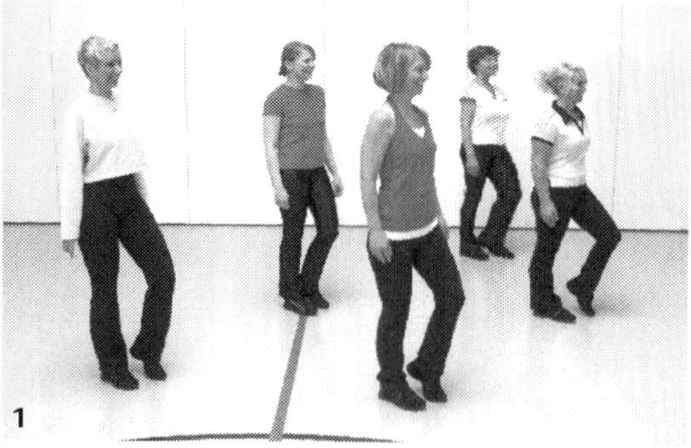

1

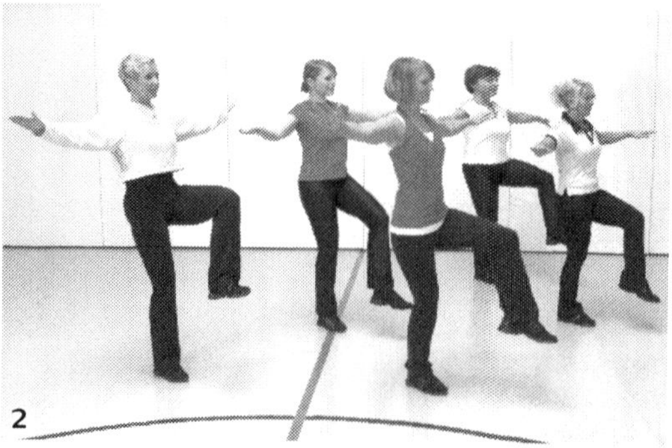

2

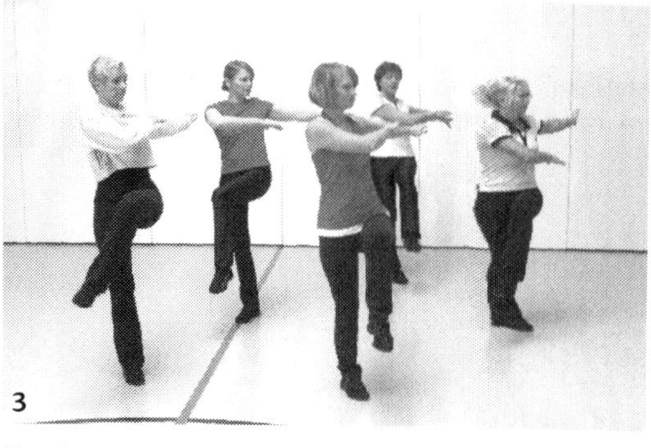

3

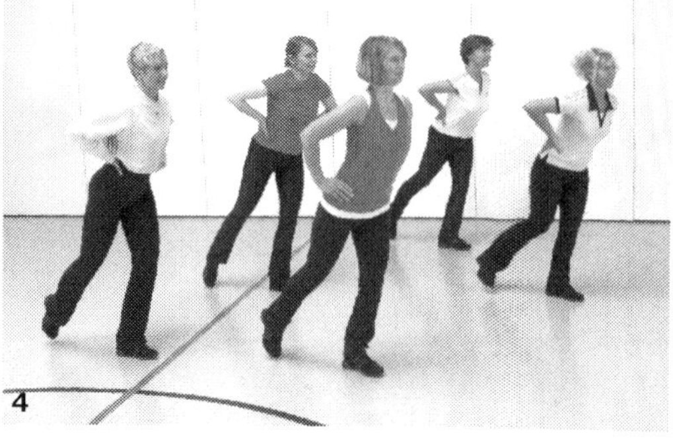

4

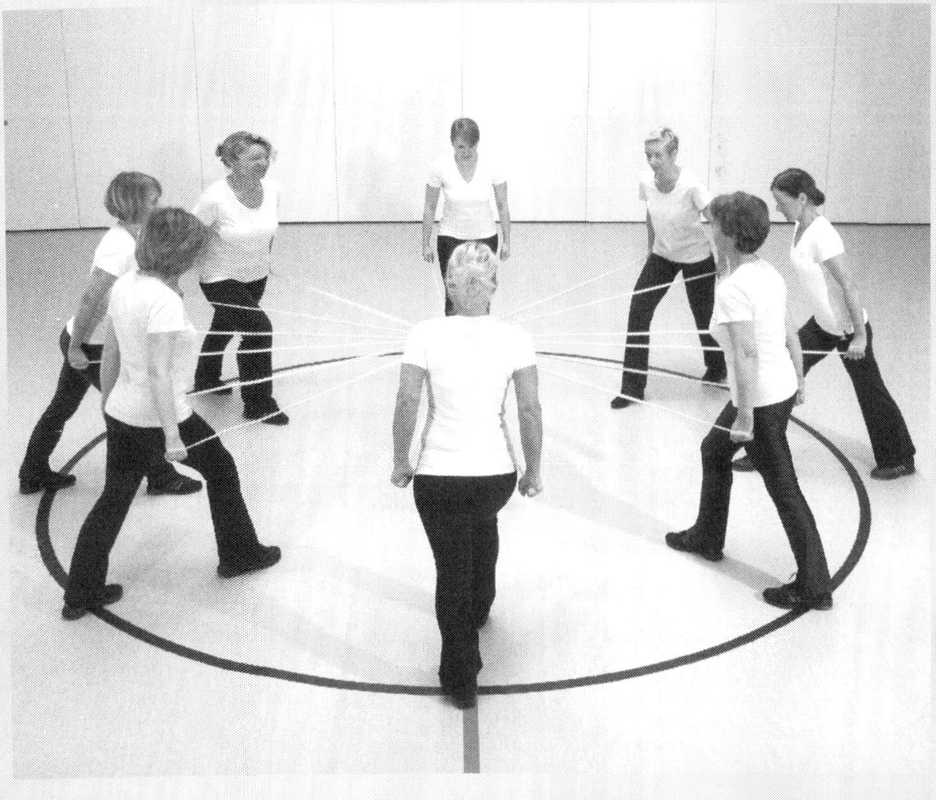

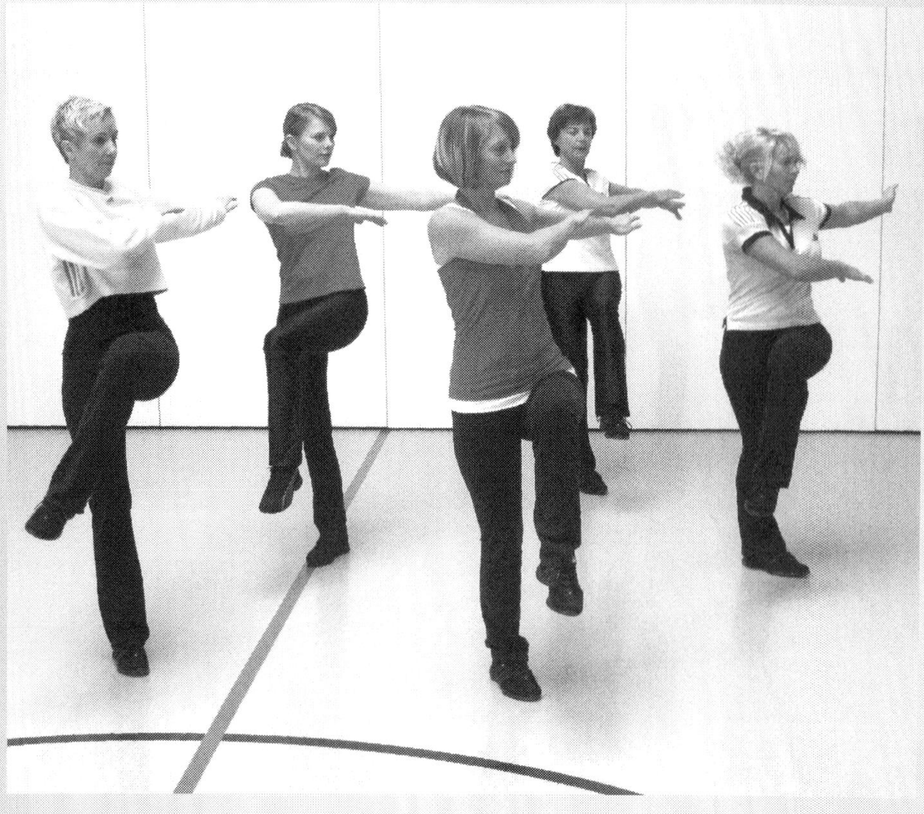

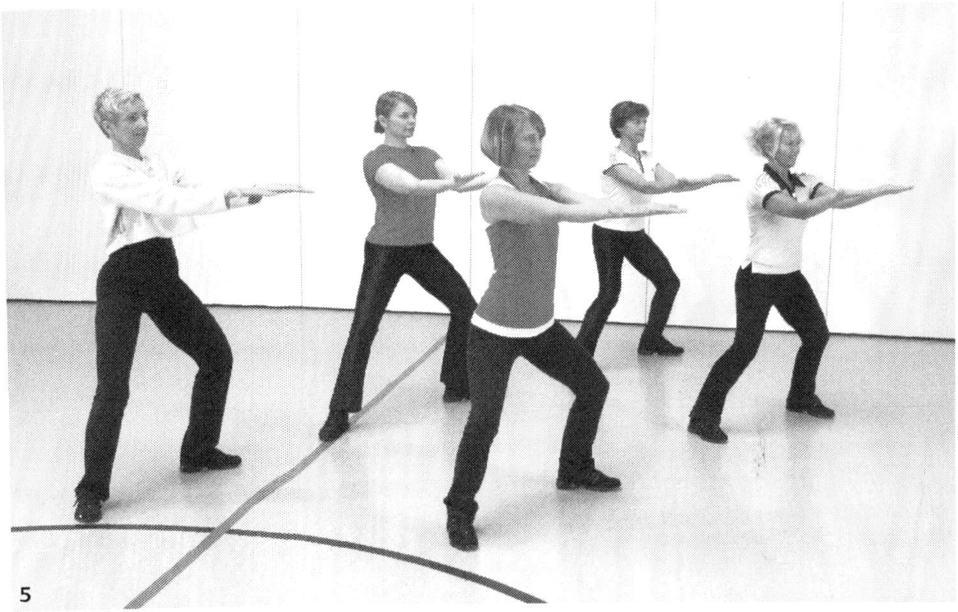

5

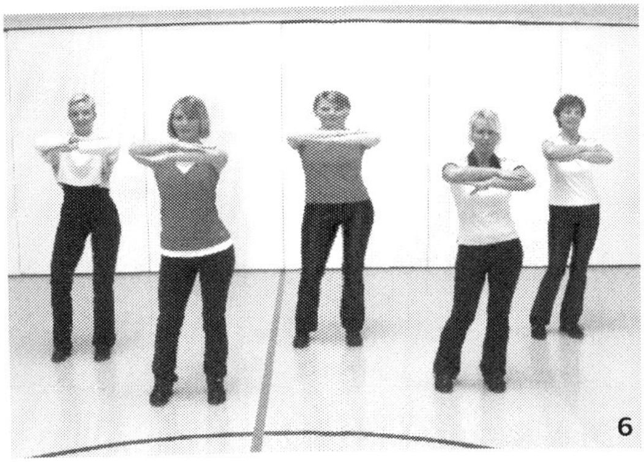

6

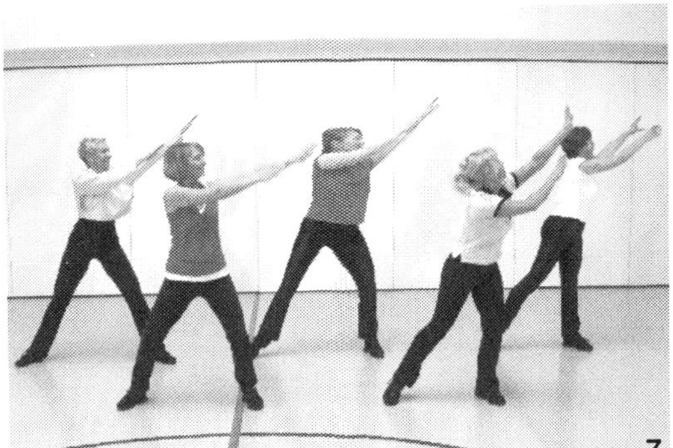

7

re Schleife hinter dem Körper. Eine Beugung des Standbeines ermöglicht eine größere Bewegung für die hintere Schleife **(Abb. 4).** Balance und Beweglichkeit in der Hüfte.

6. Im Grätschstand die Beine beugen und strecken. Dabei verschiedene Armbewegungen ausführen, z. B.: Beim „Beugen" die Arme strecken **(Abb. 5),** beim „Strecken" die Arme beugen.

7. Füße beckenbreit aufstellen, Knie nicht durchdrücken. Das Becken locker nach rechts und links **(Abb. 6)** bewegen und später nach rechts- oder linksherum kreisen lassen. Den Schultergürtel ruhig halten. Dazu können wieder verschiedene Armhaltungen oder -bewegungen ausgeführt werden.

8. Im Grätschstand mit Verlagerung 1 1/2 Armkreise ausführen: Erst mit aufrechtem Oberkörper **(Abb. 7),** später mit Führung durch die Tiefe.

9. Im Grätschstand die rechtwinklig angehobenen Arme vor dem Körper zusammenführen und wieder öffnen. Später kann die Übung auch mit gebeugten Beinen ausgeführt werden **(Abb. 8).**

10. Verlagerung im Grätschstand und mit jeder Verlagerung einen Armkreis rückwärts ausführen **(Abb. 9).**

11. Verlagerung im Grätschstand mit seitlichem Beugen des Oberkörpers und Führung des Armes über den Kopf **(Abb. 10).**

12. Mit „seit-ran" die Arme beugen **(Abb. 11)** und strecken (Bizeps) und später die Hände aus dem Handgelenk kreisen, ausschütteln auf verschiedenen Ebenen.

Ausklang

Entspannungsmassage – „Pizzabacken"

Zum entspannenden lockeren Abschluss werden die Teilnehmer zum „Pizzabacken" eingeladen:

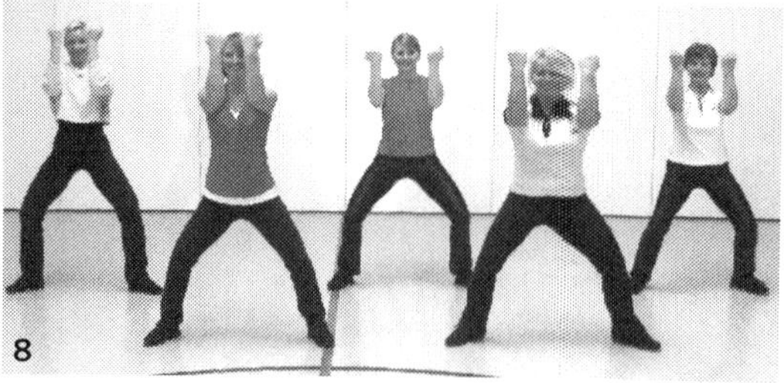
8

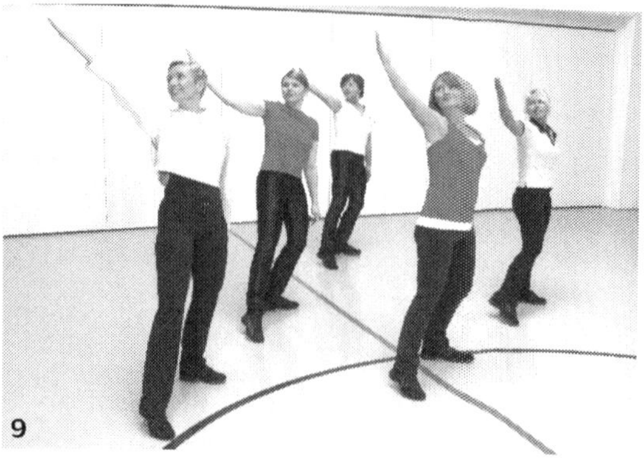
9

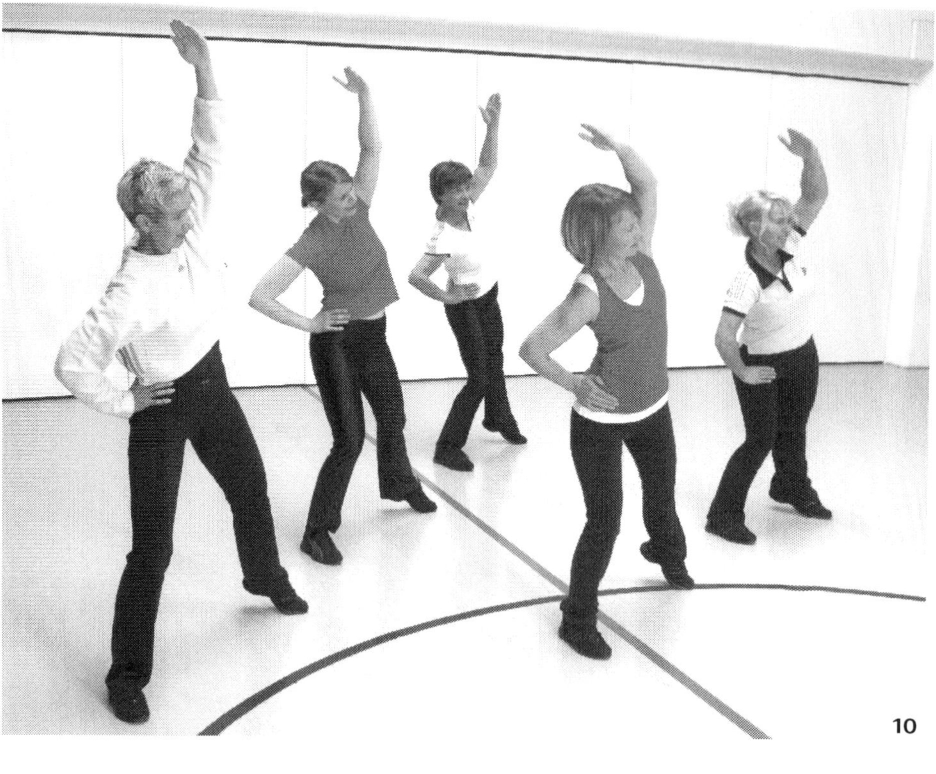
10

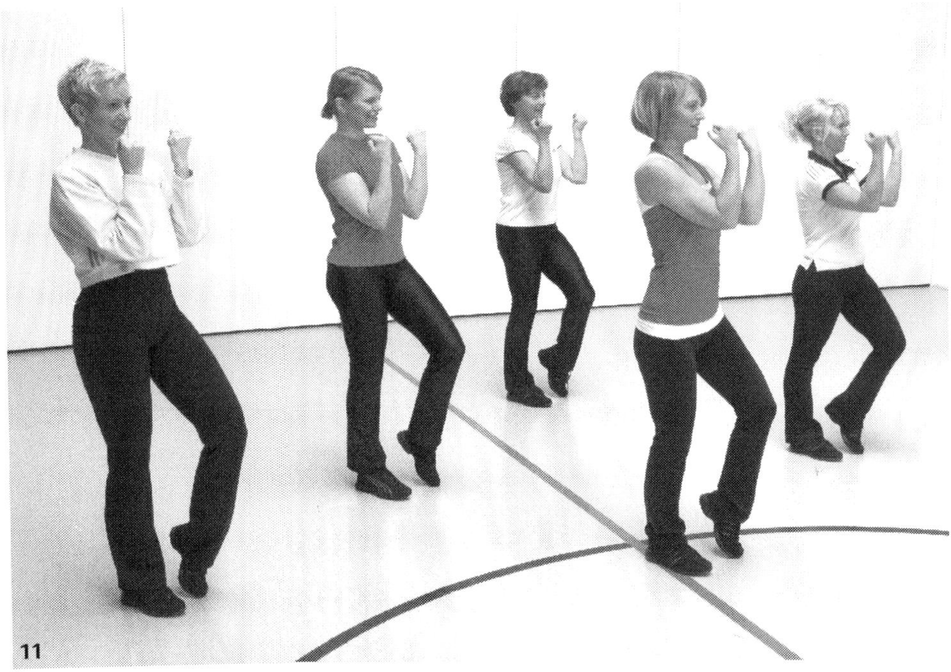

11

Partner 1 liegt entspannt bäuchlings auf der Matte, während Partner 2 auf seinem Rücken die Pizza backt (Massagewirkung). Der Übungsleiter kann alles ansagen, aber auch die Teilnehmer mit einbeziehen, z. B.: *„Welchen Teil wollen wir heute für die Pizza nehmen? Wie wollen wir sie belegen?"* usw.
Der Rücken bildet das Backblech. Zuerst wird das Blech sauber geschrubbt, dann abgetrocknet und eingeölt. Nun werden die Zutaten Butter, Mehl, Hefe, Salz und ein Ei direkt auf dem Blech durchgeknetet und anschließend glatt gestrichen. Als Nächstes folgt das Tomatenmark. Der Boden wird mit den verschiedenen Zutaten belegt. (Das kann man noch ausschmücken: Tomaten und Paprika schneiden, Käse hacken usw.)
Ist die Pizza fertig, kommt sie in den Ofen. Dazu legt sich der Partner 2 quer über den Rücken von Partner 1, ohne diesen mit seinem ganzen Gewicht zu belasten. Beide spüren die angenehme Wärme, die sich nun entwickelt. Nach einer Weile ist die Pizza fertig. Sie wird in einzelne Teile aufgeteilt und mit einem Tortenheber (Hände) vom Blech genommen. Anschließend wird das Backblech gesäubert. Wohl bekomm's.

50plus – Bewegung von Kopf bis Fuß

Geräte: Keine.

Musik: Doppel-CD „The Bert Kaempfert Story", Polydor, EAN 0731458378426. Es werden einfache Übungen zu den Musikstücken 1–12 und 21 der CD 1 vorgestellt, die beliebig oft wiederholt, gesteigert oder ergänzt werden können.

Aufwärmen

Musik-Stopp-Spiel

Nach beliebiger Musik im 4/4-Takt gehen die Teilnehmer durch die Halle:

- Durcheinander,
- im Kreis,
- auf verschiedenfarbigen Linien entlang.

Auf Musik-Stopp führen sie verschiedene Aufgaben durch:

- Auf einem Bein stehen,
- hinsetzen,
- in Rücken- oder Bauchlage liegen,
- Vierfüßlerstand,
- in kleinen Gruppen etwas darstellen, z. B. eine Blume, einen Springbrunnen usw.
- in kleinen Gruppen macht jeder Teilnehmer eine Übung vor, die alle mehrere Male wiederholen.

Hauptteil: Bewegung von Kopf bis Fuß

Musik: CD 1 von Bert Kaempfert o. ä.

Titel 1: Bye Bye Blues, 2:57 Min., Schultern

- Schultern heben und senken,
- vorwärts- und rückwärtskreisen,
- mit seitlichem Nachstellschritt (ein oder zwei Schritte) verbinden **(Abb. 1).**

Titel 2: Wonderland by night, 3:14 Min., Oberkörper

- Oberkörper zur Seite neigen,
- wie vor, dazu den Arm zum Boden ziehen,
- wie vor, den Arm zum Boden und den Gegenarm zur Decke schieben **(Abb. 2),**

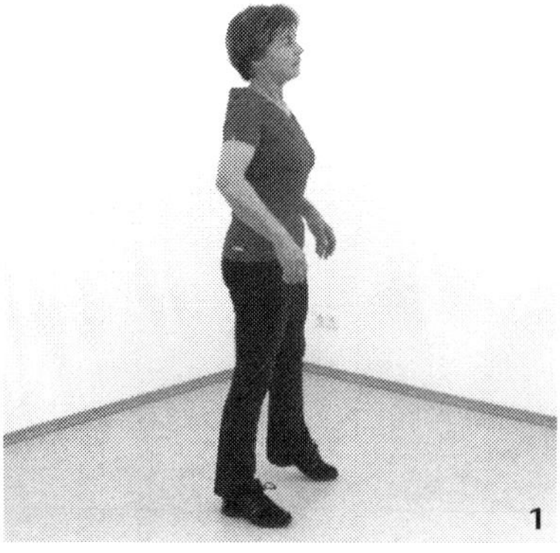
1

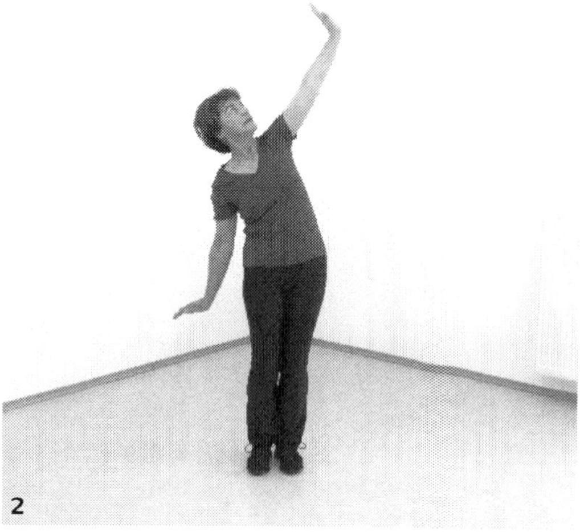
2

- wie vor, jedoch das Neigen des Oberkörpers mit einem seitlichen Ausfallschritt verbinden, zurück in die Grundstellung,
- im seitlichen Ausfallschritt beide Arme über den Kopf heben.

Titel 3: Remember when, 2:13 Min., Hüfte

- Becken einige Male locker vor- und rückbewegen,
- Hüfte abwechselnd heben und senken,
- wie vor, dazu Handschnips **(Abb. 3)**,
- mit „Hüfte heben" und „Handschnips" vier Schritte vorwärts- und rückwärts gehen,
- abschließend lockeres Beckenkreisen.

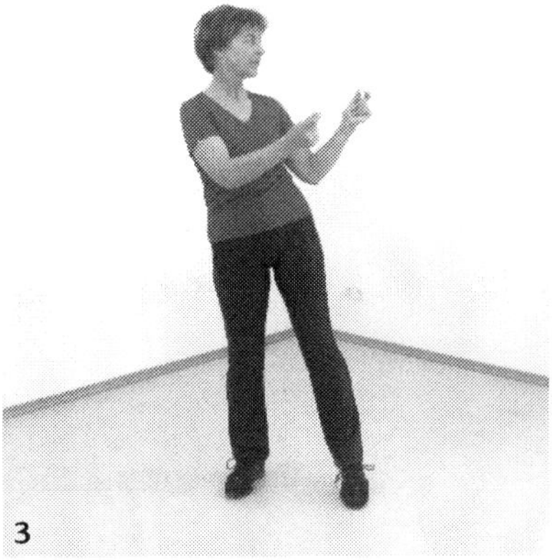

3

Titel 4: Midnight blues, 2:51 Min., langes Bein

- Bein abwechselnd vorhochheben,
- wie vor, Gegenarm schwingt in Vor- oder Hochhalte,
- Bein seitlich anheben,
- wie vor, den Gegenarm in Seit- oder Hochhalte **(Abb. 4)**,
- Bein vor dem Körper kreuzen und die Arme zur Gegenseite führen,
- Bein rückwärts anheben und die Arme in Vor- oder Hochhalte führen.

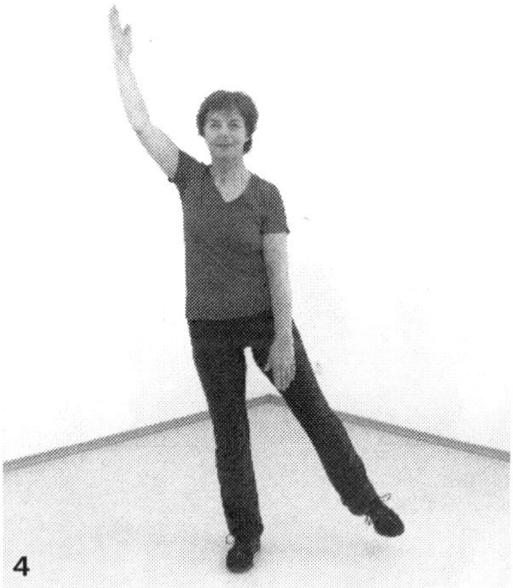

4

Titel 5: Ducky, 2:54 Min., gebeugtes Bein

- Bein gebeugt anheben,
- wie vor, aber Handklapp überkreuz auf das Knie,
- Bein gebeugt anheben und beide Arme in die Seithalte führen **(Abb. 5)**,
- drei Schritte vorwärtsgehen, auf 4 das Bein gebeugt anheben und überkreuz auf das Knie klatschen,
- wie vor, jedoch rückwärtsgehen. Kann auch diagonal nach rechts und links ausgeführt werden.

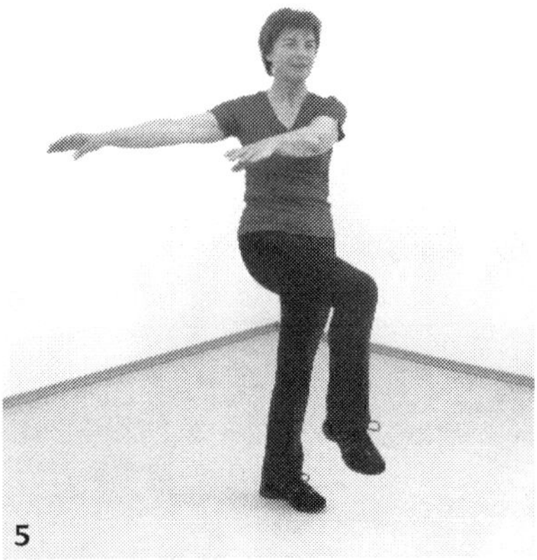

5

Titel 6: Sweet Maria, 2:03 Min., Becken

Zur besseren Kontrolle der Bewegung die Hände auf die Beckenknochen legen, die Knie etwas beugen („Knie weich") und den Oberkörper ruhig halten.

- Einstimmung: Becken kreisen,
- Becken kippen und aufrichten **(Abb. 6),**
- Hüfte zur Seite schieben,
- wie vor und einmal nachschieben,
- Beckenkreise und Hüftbewegung miteinander verbinden,
- evtl. können dazu ruhige Armbewegungen ausgeführt werden.

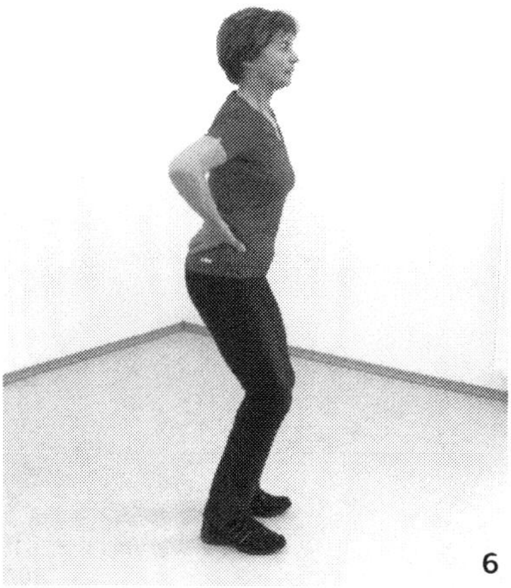

6

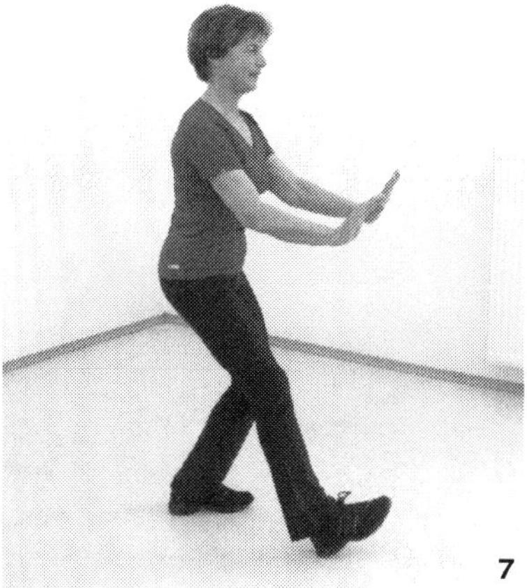

7

Titel 7: Hold me, 2:50 Min., Füße

- Abwechselnd mit der Zehenspitze auftippen – dazu schnipsen,
- Ferse vorsetzen – dazu Hände schieben **(Abb. 7),**
- beide Übungen miteinander verbinden,
- Füße abrollen,
- abwechselnd Zehen- und Fersengang ausführen,
- beide Übungen miteinander verbinden.

Titel 8: Welcome to my heart, 2:20 Min., Schrittverbindung

- Vier Schritte vorwärts- und rückwärtsgehen.
- V-Step **(Abb. 8),**
- Mambo mit Cha-Cha,
- Carrée mit Seitchassé: Zwei Schritte vorwärts, Seitchassé, zwei Schritte rückwärts, Seitchassé.

Titel 9: Blue Midnight, 3:07 Min., langgezogene Schwünge

- Thema durch leichtes seitliches Hin- und Herneigen mit dem Körper aufnehmen,

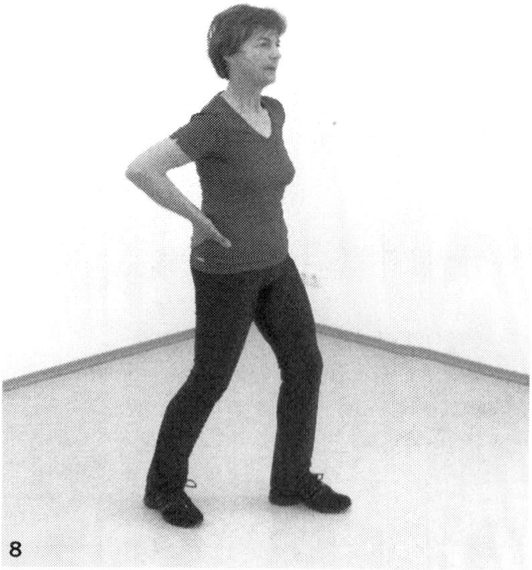

8

- wie vor, jedoch stärker neigen und den Gegenarm immer etwas höher mitnehmen,
- Arm über den Kopf und mit ca. 1 1/2 Armkreisen vor dem Körper über oben beginnend zurückführen,
- wie vor, jedoch beim „Arm über den Kopf führen" einen Ausfallschritt seitwärts **(Abb. 9)** und in der Grundstellung die 1 1/2 Armkreise ausführen,
- Ausfallschritt vorwärts, dabei die Arme aus der Seithalte in der Vorhalte überkreuzen, zurück in die Grundstellung (evtl. Ballenstand) und die Arme in die Hochhalte führen,
- Abschluss: Mühlkreisen rückwärts im Ausfallschritt vorwärts.

Titel 10: African Beat, 2:22 Min., freies Laufen
- Freies Laufen,
- am Ort, durch die ganze Halle,
- einzeln, zu Paaren etc.

Titel 11: Now and forever, 2:20 Min., Armschwünge
- Schwünge vor und neben dem Körper,
- Schwünge in der Horizontalen (Tablett, **Abb. 10)**, einzeln und mit beiden Armen,
- Schwünge über dem Kopf.

Titel 12: Catalamia, 2:17 Min., freies Gehen
- Gehen mit selbst gewählten Armbewegungen und Raumwegen.

Titel 21: Spanish eyes, 2:30 Min., Schwünge
- Einsatz ab ca. 1:08 Min.,
- ruhige Armschwünge einzeln oder überkreuz als Ausklang und Übergang zum entspannenden tänzerischen Schlussteil!

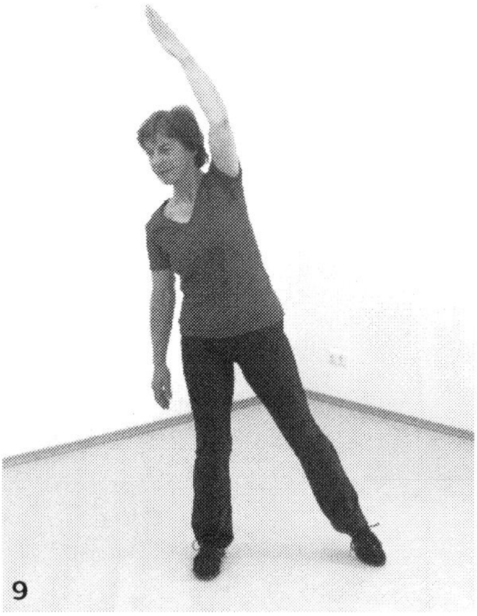
9

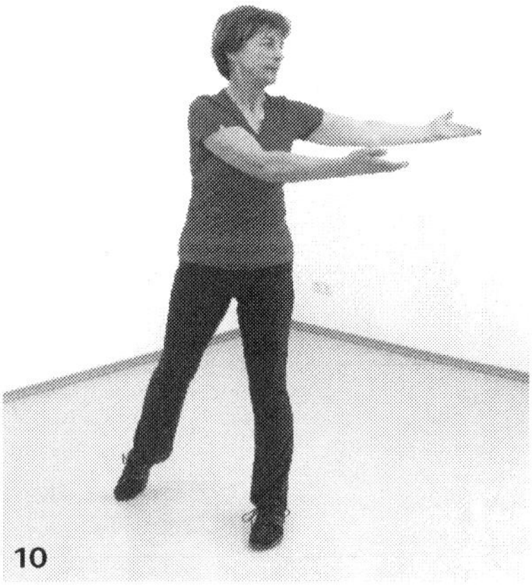
10

Ausklang

Line Dance, z. B. „Achey Breaky Heart"

Die Teilnehmer stehen auf Linien nebeneinander.

8 Zz	Drei Schritte rückwärts, rechts beginnen, auf 4 = links tipp, drei Schritte vorwärts, links beginnen, auf 4 = rechts tipp,
8 Zz	grapevine nach rechts, grapevine nach links,
8 Zz	steptouch rechts, links, aus der Grundstellung die Fersen nach außen öffnen, schließen, öffnen, schließen,
8 Zz	steptouch rechts, links, in 4 Zz und kleinen Schritten am Platz eine 1/4-Drehung rechts ausführen. Jetzt stehen alle hintereinander.

Den Durchgang wiederholen. Nach der nächsten Drehung stehen alle wieder nebeneinander.

Erweiterung mit Klatschen, Schnipsen, Beinkick.

Stundenbilder
mit Partner

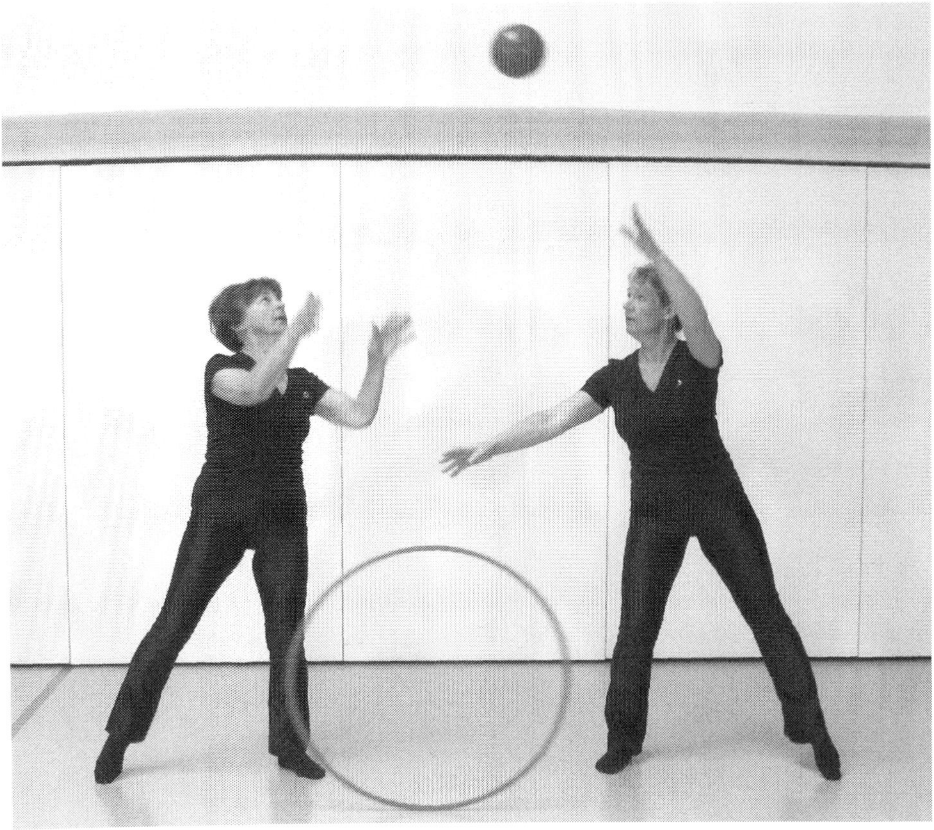

Mit Partner – Gut in Form

Geräte: Keine.

Musik: Zum Aufwärmen Aerobic-Musik o. ä., zum Ausklang „Petronella" (Fidula Fon 1257, Fidula Verlag) oder eine ähnliche Musik im 4/4-Takt.

Aufwärmen

Die Teilnehmer gehen nach Musik kreuz und quer durch die Halle und geben auf Zuruf dem Entgegenkommenden

- die rechte Hand, die linke Hand, beide Hände,
- gehen paarweise oder zu mehreren angefasst einen Kreis,
- tauschen dabei die Namen aus oder fragen: *„Wie geht es dir?"* usw.,
- wie vor, jedoch im Laufen.

Auf Zuruf stehen sich die Partnern gegenüber und versuchen

- sich gegenseitig auf die Schulter, den Ellenbogen, das Gesäß usw. zu klopfen, was der andere durch geschicktes Ausweichen zu verhindern sucht.

Zwischen den einzelnen Aufgaben wird stets gegangen oder gelaufen.

„Der Schatten"

In der Vorwärtsbewegung: Partner 1 geht voran, gibt dabei die Richtung und das Tempo an. Er nimmt verschiedene Armbewegungen auf, die Partner 2 „wie ein Schatten" nachmacht. Jede Übung sollte mindestens 8-mal ausgeführt werden. Anschließend Rollentausch.

Beispiele:

- Schultern heben, senken, kreisen,
- Armkreisen, einzeln, beide, vorwärts, rückwärts,
- Arme anwinkeln, strecken in Vor-, Seit- oder Hochhalte,
- Hände fausten und spreizen usw.

Im Stand:

- Füße abwechselnd abrollen,
- Knie anheben,
- gestrecktes Bein vor-, rück- und seitschwingen, vorkreuzen,
- im Grätschstand den Oberkörper seitneigen,
- wie vor, aber seitneigen, aufrichten und dabei die Arme in die Hochhalte führen.

Hauptteil

Mobilisation und Kräftigung

1. Klatschen

Die Partner stehen sich gegrätscht gegenüber und

- klatschen gegenseitig in die Hände,
- klatschen überkreuz mit Verlagerung gegenseitig in die Hände **(Abb. 1),**
- auf das eigene Knie,
- auf den eigenen Fuß.

Aufgabe: „Verbindet die Bewegungsformen zu einer kleinen Folge und führt dabei den freien Arm in die Seithalte."

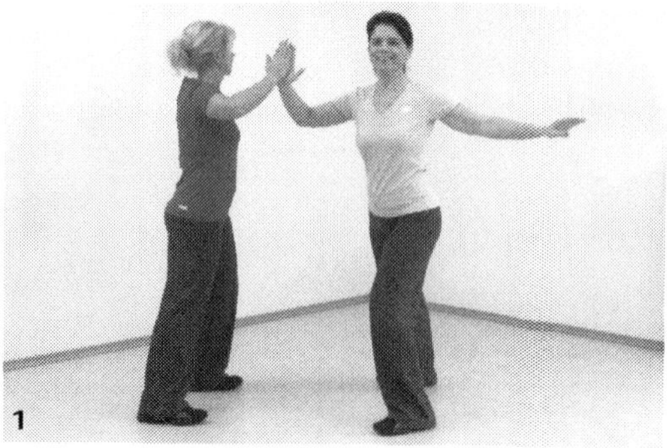

1

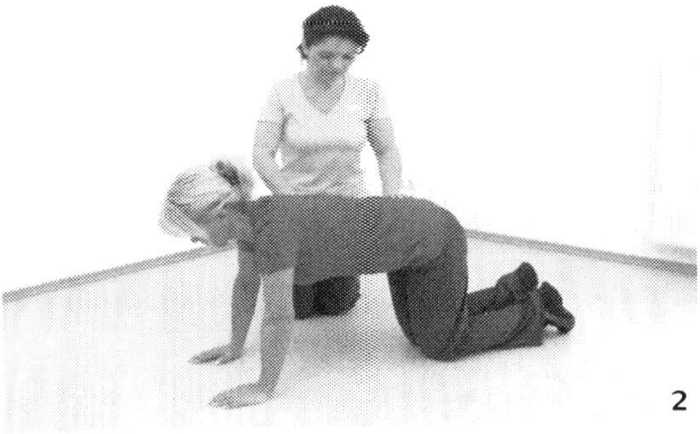

2

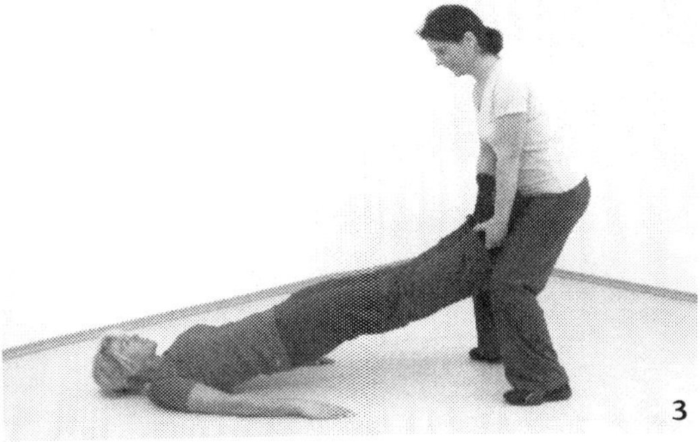

3

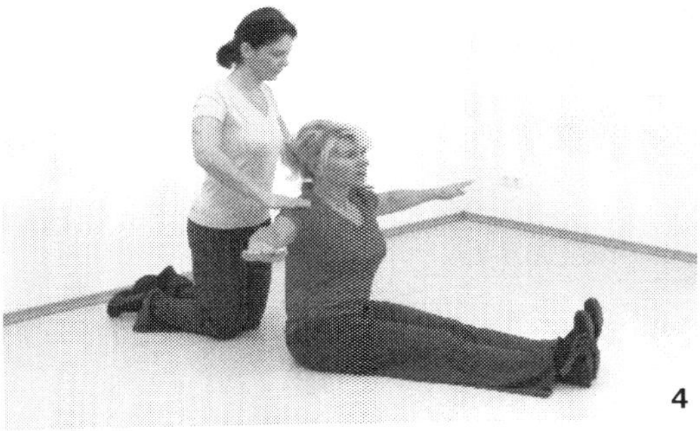

4

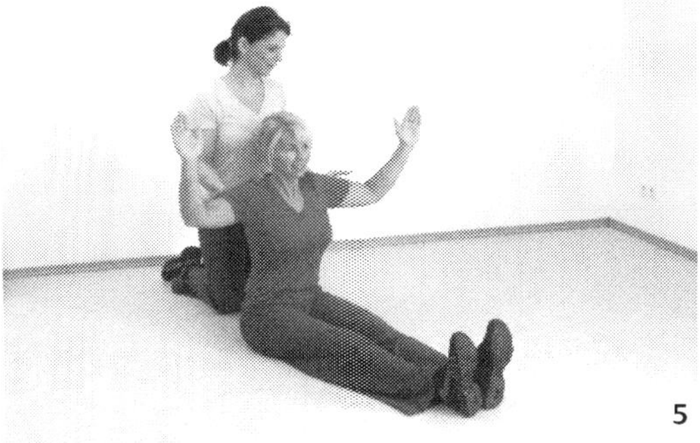

5

Beispiel:

2 Zz Rechter Fuß, linker Fuß,
2 Zz rechtes Knie, linkes Knie,
2 Zz rechte Partnerhand, linke Partnerhand,
2 Zz beide Arme in die Hochhalte führen und senken.

2. Wegdrücken

Partner 1 kniet im Vierfüßlerstand, Partner 2 steht oder kniet seitwärts.

- Nachdem Partner 1 Körperspannung aufgebaut hat, versucht Partner 2 ihn an verschiedenen Stellen (Arme, Kopf, Schulter, Körperseite, Oberschenkel usw.) sacht „wegzudrücken". Partner 1 hält mit Spannung dagegen **(Abb. 2).**

3. Anheben

Partner 1 liegt in Rückenlage, Partner 2 steht rückengerecht am Fußende.

- Partner 1 baut Körperspannung auf. Partner 2 hebt die Beine so an, dass sich der Körper in einer Schräglage befindet. Einen Moment halten, dann langsam, Wirbel für Wirbel abrollend, senken **(Abb. 3).**

4. Widerstand der Arme

Partner 1 sitzt im Strecksitz, die Arme in Seithalte, Partner 2 steht hinter ihm.

- Partner 2 drückt von oben/unten/vorn/hinten leicht auf die ausgebreiteten Arme. Partner 1 hält mit Spannung dagegen **(Abb. 4).**

5. Widerstand in U-Halte

- Wie 4., jedoch die Arme in U-Halte.
- Partner 2 drückt die Arme gegen den Widerstand leicht nach vorn **(Abb. 5).**
- Zum Ausgleich klopfen sich die Partner im Wechsel gegenseitig den Rücken ab!

6. Zusammen Radfahren

Die Partner sitzen sich im Unterarmstand (oder Rückenlage) gegenüber.

- Sie legen die Fußsohlen gegeneinander und fahren gemeinsam „Rad" **(Abb. 6).**
- Langsam, schnell, klein, groß, vorwärts, rückwärts.

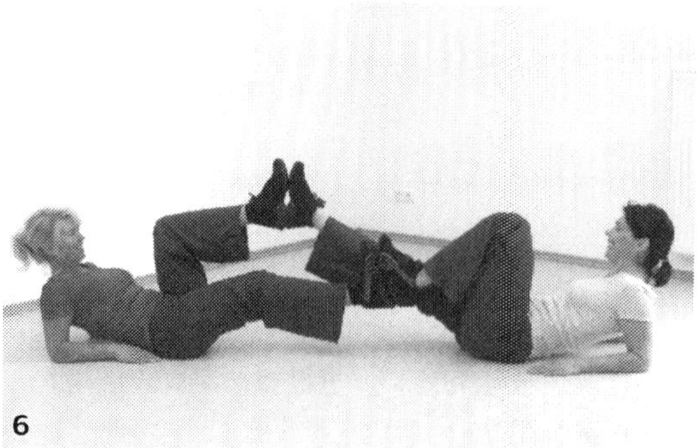

6

7. Oberkörper aufrichten

Partner 1 liegt auf dem Rücken, die Füße beckenbreit aufgestellt, Hände am Hinterkopf, Partner 2 sitzt oder kniet am Fußende und drückt die Füße von 1 auf den Boden.

- Mit Grundspannung (Bauch- und Gesäßmuskeln anspannen) richtet Partner 1 den Oberkörper etwas auf **(Abb. 7)** und rollt wieder ab. *Achtung:* Auf die richtige Kopfhaltung achten. Atmung: Ausatmen beim Aufrichten, einatmen beim Abrollen.
- Im Wechsel auch mit „schräg nach rechts und links" aufrichten (gerade und schräge Bauchmuskulatur).

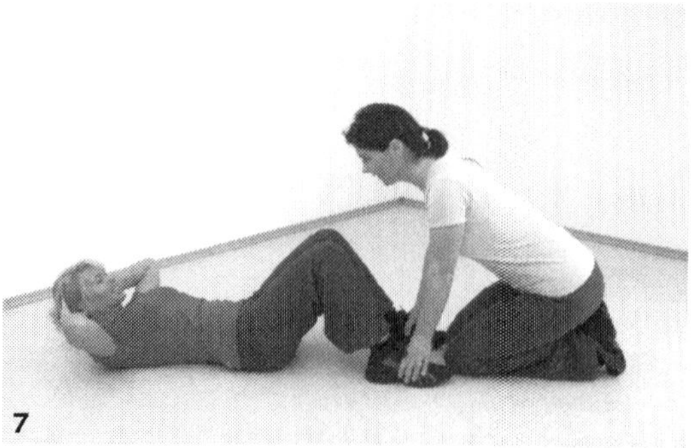

7

8. Radfahren – Beine schieben

Partner 1 liegt auf dem Rücken, die Arme in Seithalte am Boden, Partner 2 kniet am Kopfende und drückt die Arme leicht zum Boden.

- Partner 1 fährt mit einem/beiden Beinen gleichzeitig „Rad", jedoch sollte dies eine kleine Bewegung sein. *Achtung:* Die Lendenwirbelsäule soll am Boden bleiben. Kommt sie hoch, ist die Bewegung zu groß.
- Partner 1 hebt die Beine rechtwinklig an, Füße flex, und schiebt in kleiner Bewegung abwechselnd ein Bein etwas vor **(Abb. 8).**

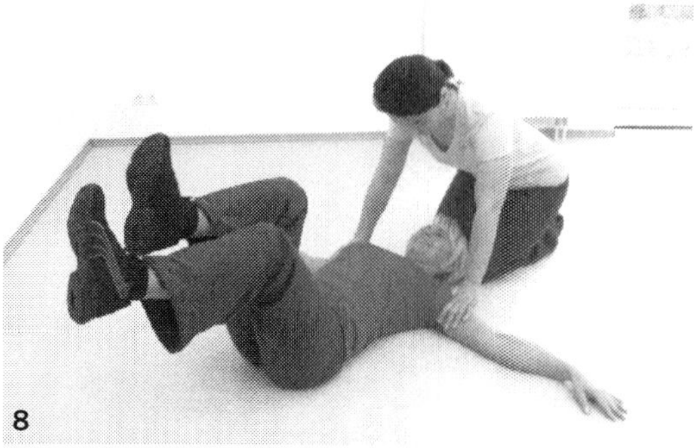

8

9. Bauchlage – Handklatsch

Partner 2 sitzt oder kniet am Kopfende, Partner 1 liegt auf dem Bauch und klatscht in die ausgestreckten Hände des Partners:

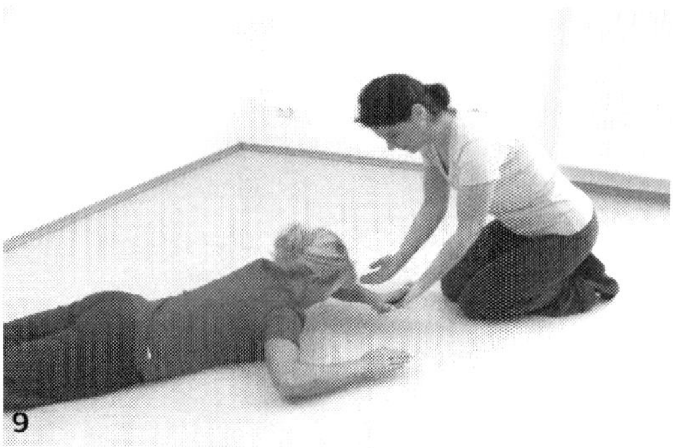

9

- abwechselnd rechts und links, überkreuz **(Abb. 9)**,
- abwechselnd auf den Boden und in die Hände des Partners usw.

Achtung: Grundspannung halten, den Nacken möglichst strecken und zwischendurch immer wieder absenken, entspannen.

Aufgabe: „Versucht einen rhythmischen Ablauf zu finden."

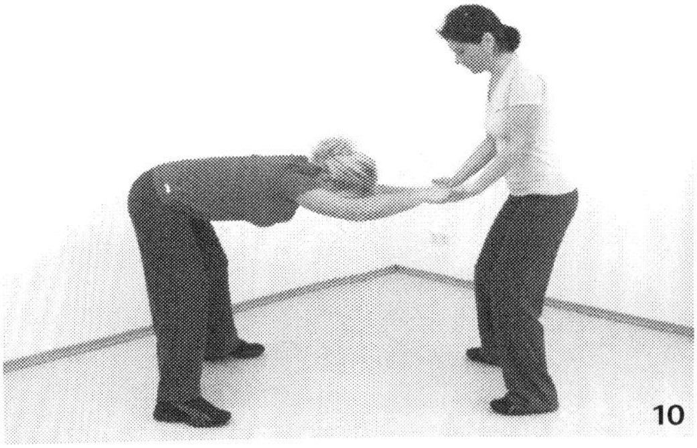

10

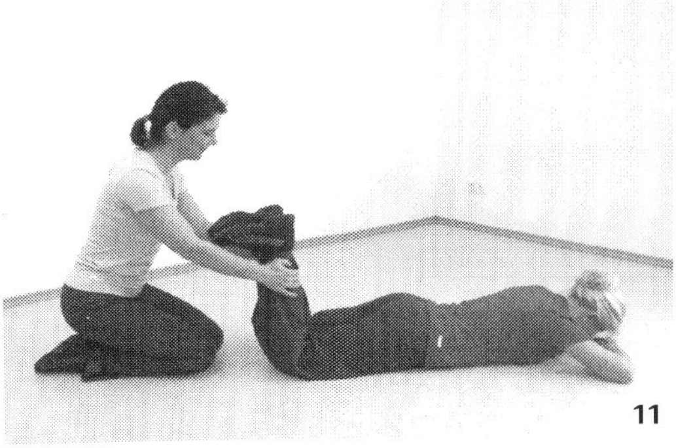

11

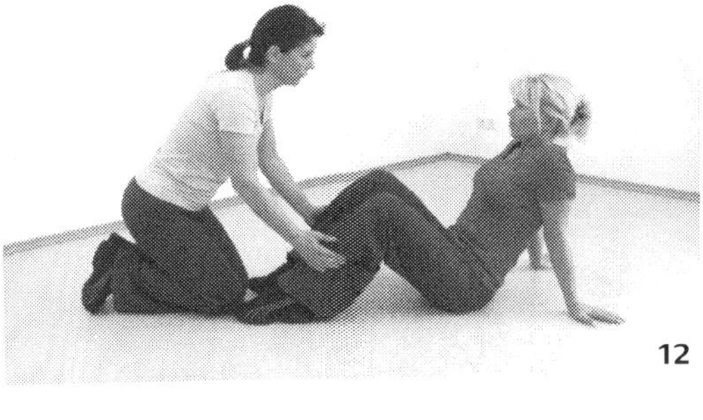

12

Als Ausgleichsübung dreht sich Partner 1 in die Rückenlage und zieht die Knie zum Körper = „kleines Paket".

10. Tisch

Partner 1 steht im Grätschstand, Knie leicht gebeugt, die Arme in Hochhalte, Partner 2 steht mit Abstand gegenüber.

- Partner 1 senkt den Oberkörper mit gestrecktem Rücken rechtwinklig ab und
- klatscht in die vorgehaltenen Hände des Partners: Gleichzeitig **(Abb. 10)**, überkreuz usw.

Achtung: Grundspannung halten, Schultern herunterspannen. Zwischendurch den Oberkörper absenken und langsam nach oben aufrollen.

11. Unterschenkel wegziehen

Partner 1 liegt auf dem Bauch, die Unterschenkel angewinkelt, Partner 2 sitzt am Fußende.

- Partner 2 legt die Hände an die Waden und versucht, gegen Widerstand die Beine zu sich zu ziehen = mit Gefühl! **(Abb. 11)**

Achtung: Körperspannung halten, kein Hohlkreuz zulassen!

12. Widerstand der Beine

Partner 1 sitzt am Boden, die Füße beckenbreit aufgestellt, Partner 2 kniet am Fußende.

- Partner 2 legt die Hände außen an die Unterschenkel und versucht, sie gegen Widerstand zusammenzudrücken **(Abb. 12)**,
- wie vor, jedoch die Hände von innen anlegen und nach außen drücken.

13. Aufzug

Partner 1 und 2 stehen Rücken an Rücken, die Arme eingehakt, die Füße beckenbreit aufgestellt.

❊ Sie beugen gleichzeitig die Beine – bis höchstens 90 Grad – und richten sich wieder auf **(Abb. 13).**

Spielerischer Abschluss

Partner 1 liegt auf dem Rücken, die Beine angewinkelt angehoben, Füße flex, Partner 2 setzt sich auf die Füße.

❊ Partner 1 beugt und streckt die Beine mehrere Male. Durch schwunghaftes Strecken der Beine versucht Partner 1, den Partner 2 hoch und weit wegzudrücken.

Aufgabe: „Wie weit kannst du deinen Partner (mit Schwung) wegschieben/hochdrücken?"

Ausklang

Petronella

Musik: „Petronella", amerikanischer Paartanz, Fidula FON 1257, Fidula Verlag, oder eine beliebige flotte Musik im 4/4-Takt.

Aufstellung: Paarweise angefasst auf der Kreisbahn im Flankenkreis in Tanzrichtung.

16 Zz Auf der Kreisbahn vorwärtsgehen, auf Zz 15/16 verabschieden sich die Äußeren von den Inneren mit einer halben Drehung links,

16 Zz vorwärtsgehen (die Kreise drehen gegeneinander), auf Zz 16 vor einem Teilnehmer des entgegenkommenden Kreises stehen bleiben (wer gerade keinen Partner findet, geht in die Mitte des Kreises – dort ist „Heiratsmarkt", wo sich die Paare finden),

16 Zz mit dem neuen Partner in 8 Zz eine Handtour rechts und in 8 Zz eine Handtour links gehen,

16 Zz mit diesem Partner in Gegenüberstellung Überkreuz-Handfassung und im Seitgalopp linksherum hüpfen.

Mit dem neuen Partner beginnt der Tanz von vorn.

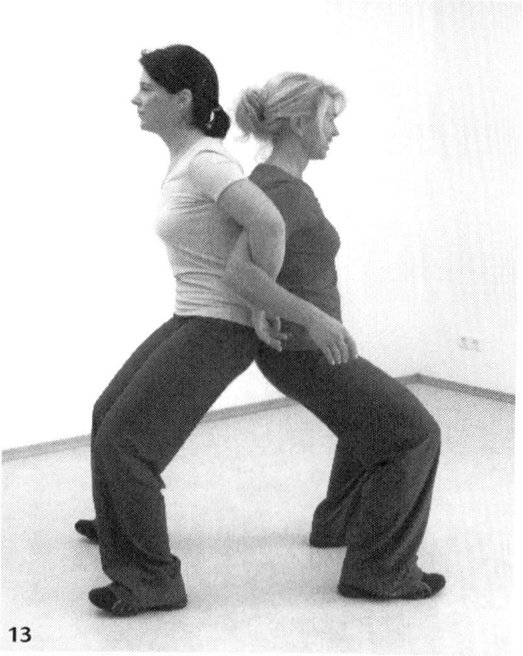

13

Mit Partner – Schwung und Kraft mit dem Stab

Geräte: Je Teilnehmer ein Gymnastikstab und eine Gymnastikmatte.

Musik: Fortlaufende Musik zum Gehen, evtl. Laufen und Schwingen für den Aufwärmteil.

Aufwärmen

Je Teilnehmer ein Stab.
Die Stäbe liegen verteilt in der Halle auf dem Boden.

- Die Teilnehmer gehen oder laufen um alle Stäbe herum, steigen oder hüpfen über die Stäbe.

Dies kann mit den nachfolgenden einzelnen Aufgaben abwechselnd ausgeführt werden!

Sie bleiben hinter einem Stab stehen und führen folgende Bewegungen aus:

- Mit der rechten und linken Fußspitze vor/hinter dem Stab auf den Boden tippen,
- wie vor, jedoch mit der Ferse auftippen.

Aufgabe: „Kombiniere Fuß- und Handarbeit."

Beispiel:

- Fußtippen und Fingerschnipsen,
- Ferse aufsetzen und Schiebebewegung mit den aufgestellten Händen,
- die Bewegungen wie vor, jedoch schräg nach rechts und schräg nach links ausführen.

Sie nehmen den Stab auf und führen folgende Bewegungen aus:

- Im Vorwärtsgehen den beidhändig vor dem Körper gehaltenen Stab hoch- und abschwingen,
- wie vor, jedoch den Stab hoch abwerfen und fangen,
- im Stand den Stab aus der Tiefhalte senkrecht an die linke Körperseite führen bzw. schwingen (der linke Arm ist unten, der rechte Arm über dem Kopf), zurückschwingen in die Tiefhalte vor den Körper, den Stab senkrecht an die rechte Körperseite führen und wieder zurückschwingen.

Kleine Schwungverbindung:

1.	8 Zz	Vorschwung, Rückschwung, Vorschwung, Rückschwung.
2.	8 Zz	Hochwerfen, Fangen, Hochwerfen, Fangen.
3.	16 Zz	Linke Körperseite, Tiefhalte, rechte Körperseite, Tiefhalte, linke Körperseite, Tiefhalte, rechte Körperseite, Tiefhalte.

Variante:
1. kann im Ausfallschritt vorwärts und
3. im Ausfallschritt seitwärts ausgeführt werden.

Hauptteil: Beweglichkeit, Koordination und Kräftigung

Je Paar ein Stab.

1. Mit den Füßen rollen

Sitz gegenüber, Füße aufgestellt, Hände hinter dem Körper aufgestützt.

- Mit den Füßen den Stab hin- und herrollen.

2. Zuwerfen – zurollen

Grätschsitz gegenüber.

- Den Stab zuwerfen, zurollen.

3. Hin- und herziehen

Grätschsitz gegenüber, den Stab beidhändig an den Enden fassen.

- Mit dem Stab hin- und herziehen, den Oberkörper dabei vor- und zurückbeugen.

Hinweis: Beim Vorbeugen den Oberkörper nicht runden, beim Zurückbeugen nicht ins Hohlkreuz ausweichen.

4. Oberkörper neigen

Grätschsitz gegenüber, den Stab mit einer Hand am Ende fassen, z. B. Partner 1 links, Partner 2 rechts.

❊ Beide neigen den Oberkörper seitwärts in eine Richtung und ziehen den Arm mit dem Stab über die Hochhalte mit. Der Kopf bleibt unter dem Arm. Abschwingen.

Wichtig: Bei allen nachfolgenden Übungen sollte die Grundspannung gehalten, die Schultern heruntergespannt und der Nacken gestreckt werden!

5. Gegen Widerstand ziehen

Partner 1 sitzt, Füße beckenbreit aufgestellt (Rücken gerade), die Arme mit dem quer gehaltenen Stab in U-Halte. Partner 2 steht hinter ihm, fasst den Stab in der Mitte.

❊ Gegen den Widerstand versucht Partner 1 den Stab herunterzuziehen.

6. Tisch

Partner 1 Grätschstand, Arme mit dem quer gehaltenen Stab in Hochhalte. Partner 2 steht mit etwas Abstand gegenüber.

❊ Partner 1 senkt den gestreckten Oberkörper bis zur Waagerechten („Tisch") **(Abb. 1),** Partner 2 fasst den Stab in der Mitte und zieht ihn leicht nach vorn zu sich hin, nachgeben und wiederholen.

Achtung Partner 1: Fersen am Boden lassen und die Knie nicht durchdrücken. Dann senkt Partner 1 den Oberkörper und rollt ihn nach oben auf.

7. In Hochhalte drücken

Ausfallschritt gegenüber, Stab in Hochhalte quer gefasst.

❊ Beide drücken gleichzeitig gegen den Stab **(Abb. 2).**

8. Bäuchlings rollen und werfen

Partner 1 Bauchlage, Stab quer gefasst, Stirn bodenwärts!

Partner 2 Kniestand oder Sitz am Kopfende.

❊ Partner 1 rollt den Stab zu Partner 2 **(Abb. 3),** der rollt ihn wieder zurück.

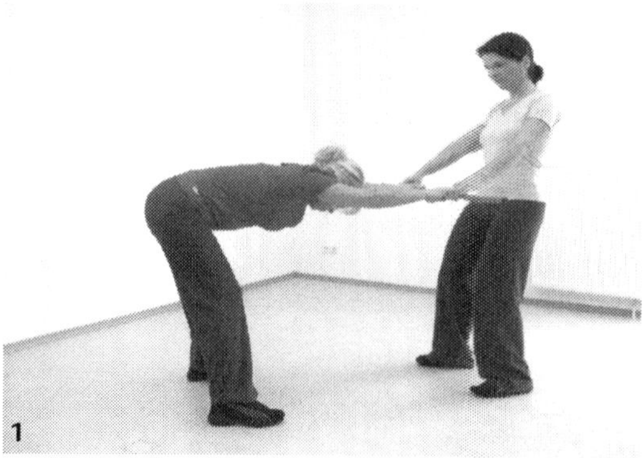
1

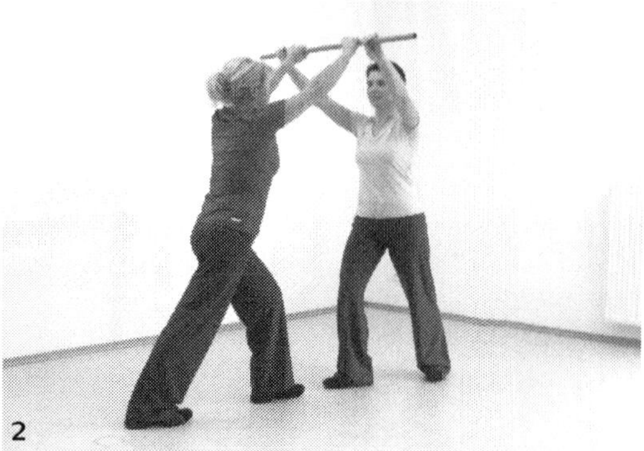
2

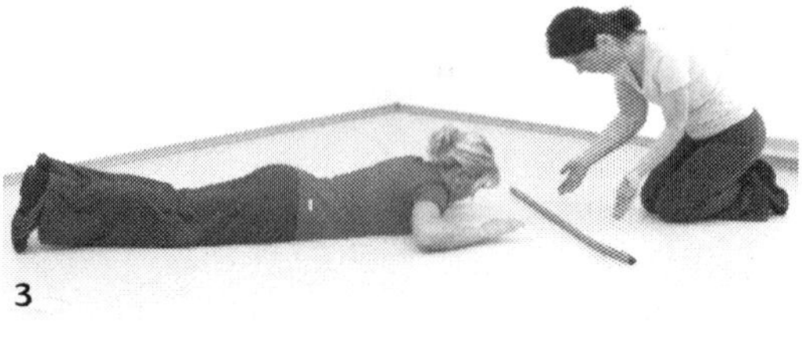
3

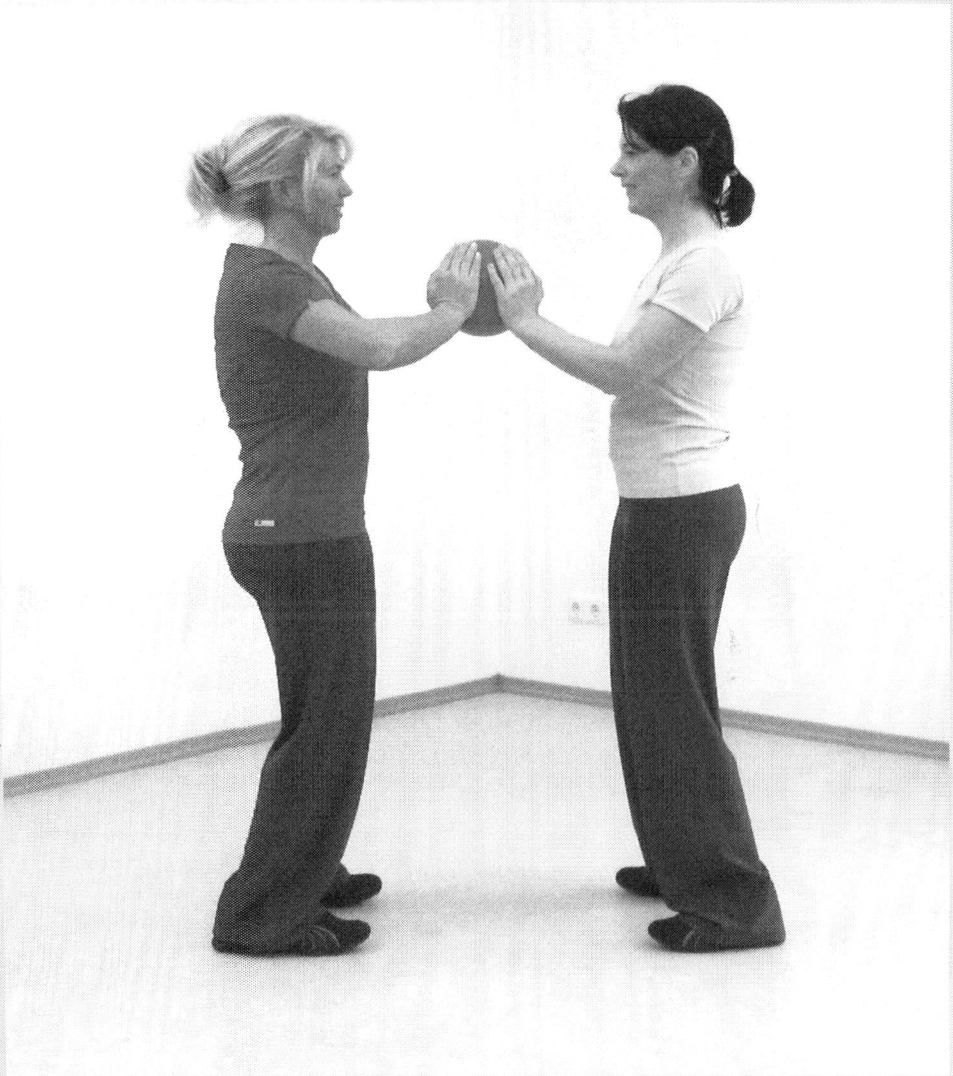

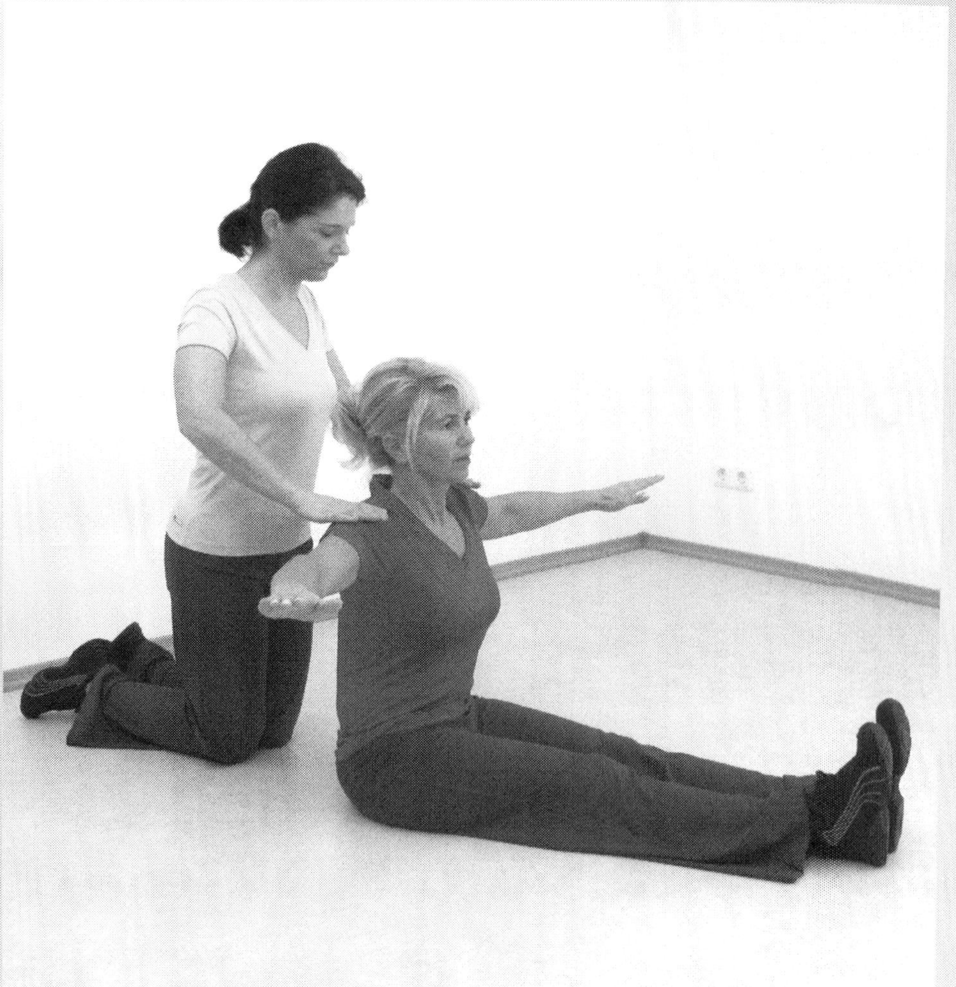

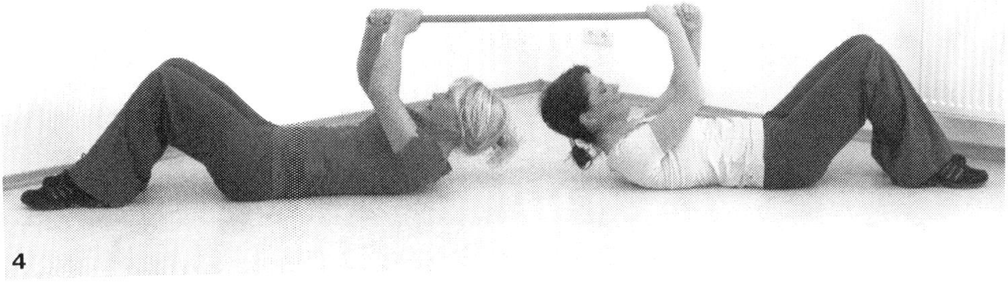

4

❊ Wie vor, jedoch wirft Partner 1 den Stab flach über den Boden zu Partner 2, der ihn zurückrollt.

9. Auseinanderziehen

Partner 1 und 2 in Bauchlage gegenüber, den Stab quer von beiden gefasst, Arme in U-Halte, Stirn bodenwärts!

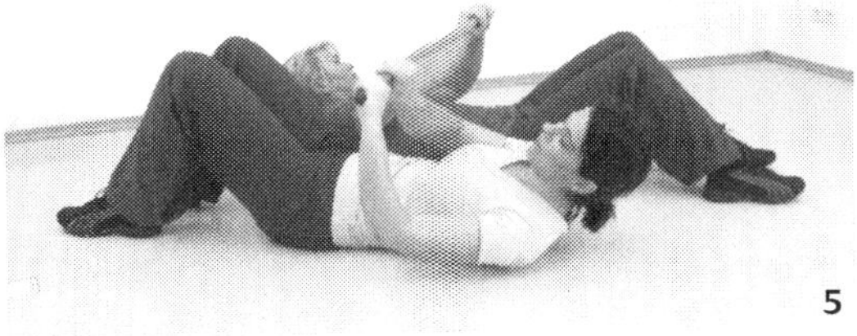

5

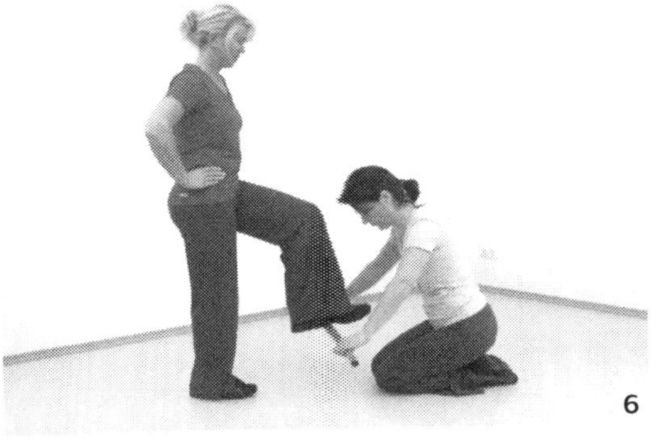

6

❊ Beide heben den Stab an und ziehen mit den Armen nach außen: *„Stab auseinanderziehen."*

Variationen:

Partner Rückenlage (Kopf zu Kopf), Füße aufgestellt, Stabende mit beiden Händen gefasst.

❊ Den Oberkörper etwas anheben und den Stab leicht „auseinanderziehen" **(Abb. 4).**

Rückenlage versetzt. Der Kopf liegt in Höhe der Oberschenkel des Partners, Füße aufgestellt, Stabende mit beiden Händen gefasst.

❊ Den Oberkörper seitlich anheben, dabei den Stab „auseinanderziehen" **(Abb. 5).**

10. Zum Boden drücken

Partner 1 steht, Partner 2 kniet vor ihm und hält den Stab dicht über den Boden.

❊ Gegen den Widerstand versucht Partner 1, den Stab mit dem Fuß bodenwärts zu drücken (gleichzeitig Armkräftigung für Partner 2) **(Abb. 6).**

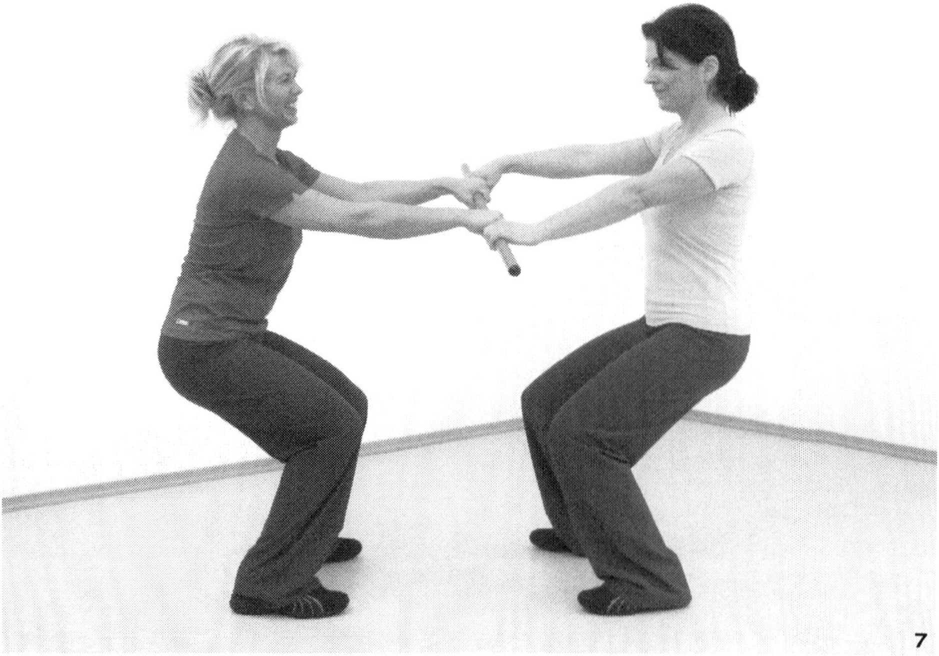

7

11. Beine beugen

Beide stehen sich im beckenbreiten Stand gegenüber, Stab mit beiden Händen quer gefasst.

- Ein Partner beugt die Beine bis höchstens 90 Grad, Rücken gestreckt. Der andere hält ihn.

Variation:

- Beide beugen gleichzeitig die Knie **(Abb. 7).**

Ausklang

„Partner-Klopf-Massage"

Bauchlage: Der Partner kniet neben dem Liegenden und klopft leicht mit dem quer gehaltenen Stab den Rücken, die Arme und die Beine ab.

„Bäumchen wechselt euch"

Alle stellen ihren Stab auf den Boden, lassen ihn auf ein Kommando los und versuchen, den Nachbarstab zu fangen. Wie viele Stäbe fallen?

Mit Partner und Ball

Geräte: Je Paar ein Gymnastikball, evtl. je Teilnehmer eine Gymnastikmatte. Mit geübten Teilnehmern kann der Aufwärmteil auch mit zwei Bällen gleichzeitig ausgeführt werden.

Musik: Zum Aufwärmen Aerobic-Musik o. ä., zum Ausklang „Hands up" oder eine ähnliche Musik im 4/4-Takt.

Aufwärmen

Die Teilnehmer gehen im Rhythmus der Musik nebeneinander durch die Halle und führen dabei auf Zuruf verschiedene Aufgaben aus:

- den Ball übergeben, zuwerfen, zuprellen,
- wie vor, jedoch im Laufen den Ball zuwerfen, zuprellen.

Im Stand gegenüber den Ball rechts- und linkshändig:

- zuwerfen, zurollen, zuprellen,
- Zuwerfen und Zurollen miteinander verbinden, beim Zurollen in die Hocke gehen.

Beispiel 1: 2-mal zuwerfen, 2-mal zurollen oder

Beispiel 2: Partner 1 wirft, Partner 2 rollt zurück, je 4-mal, dann rollt Partner 1 und Partner 2 wirft.

Im Stand nebeneinander dem Partner den Ball mit der äußeren Hand und weit ausladender Bewegung, Beispiel mit zwei Bällen **(Abb. 1),**

- zurollen, zuprellen, über den Kopf zuwerfen.

Aufgabe: „Verbindet die Elemente miteinander und findet einen rhythmischen Bewegungsfluss."

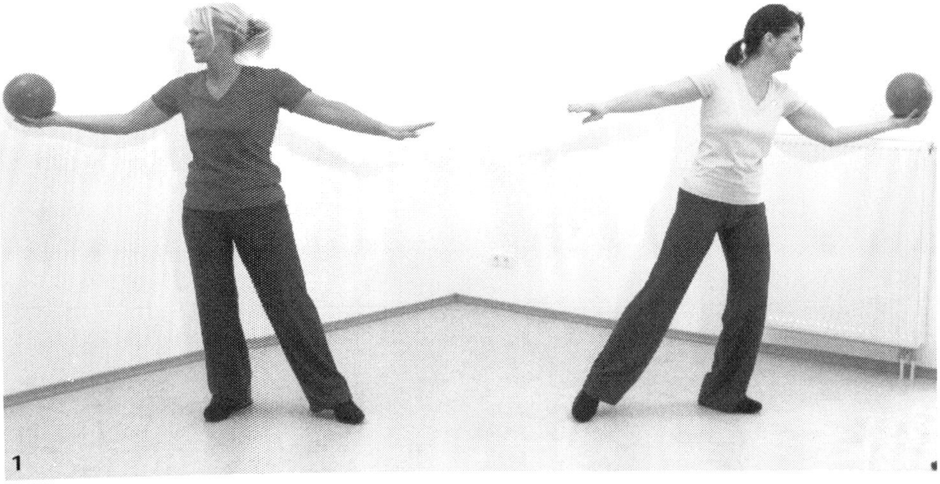

1

Hauptteil
Kräftigung

1. Zuwerfen

Partner 1 in Rückenlage, Füße beckenbreit aufgestellt, Ball beidhändig gefasst.

Partner 2 steht oder kniet am Fußende.

- Partner 1 hebt den Oberkörper leicht an und wirft Partner 2 den Ball zu **(Abb. 2)**, der ihn wieder zurückwirft. Oberkörper absenken.

Variation:

- Aufrichten und abwerfen, hinlegen, aufrichten und fangen, hinlegen.

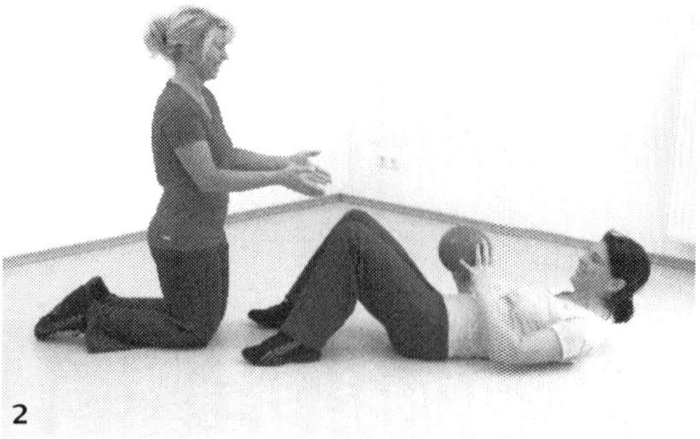

2

2. Schräg ziehen

Wie Übung 1, jedoch nach schräg rechts und links aufrichten und abwerfen.

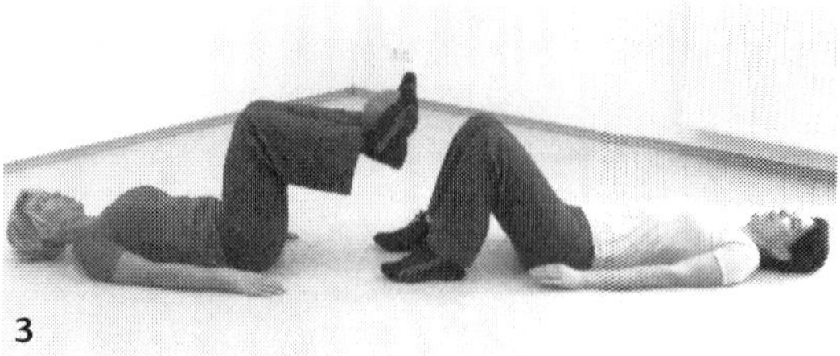

3

Tipp: Wichtig ist, dass Grundspannung gehalten wird und die Lendenwirbelsäule am Boden bleibt.

Die Partner liegen in Rückenlage zueinander.

3. Mit den Füßen

- Partner 1 klemmt sich den Ball zwischen die Füße, hebt die Beine rechtwinklig **(Abb. 3)** an und schiebt sie leicht nach vorn, jedoch nur so weit, dass er nicht ins Hohlkreuz ausweichen muss.
- Partner 2 übernimmt den Ball mit den Füßen und wiederholt die Übung.

4. Schräg ziehen

Wie Übung 3, jedoch die Beine nach schräg rechts und links vorschieben.

5. Wegziehen – wegdrücken

Die Partner liegen in Rückenlage zueinander, Beine rechtwinklig angehoben, und umklammern beide

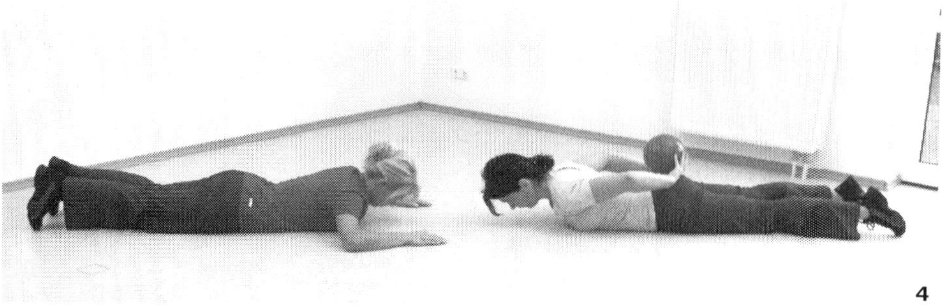

4

mit den Füßen den Ball. Sie versuchen gleichzeitig, den Ball

- wegzuziehen, wegzudrücken.

Die Partner liegen in Bauchlage voreinander:

6. Bäuchlings herüberrollen

- Den Ball mit ausgestreckten Armen herüber- und zurückrollen. Dabei den Oberkörper leicht anheben.

7. Arme anheben

- Den Ball mit gestreckten Armen anheben/ senken und zum Partner herüberrollen.

8. Bogen rechts und links

- Den Ball im weiten Bogen dicht über dem Boden nach rechts und links und zur Mitte führen, zum Partner herüberrollen.

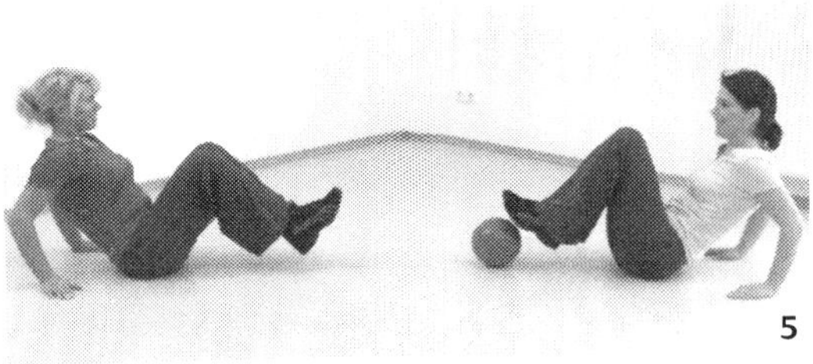

5

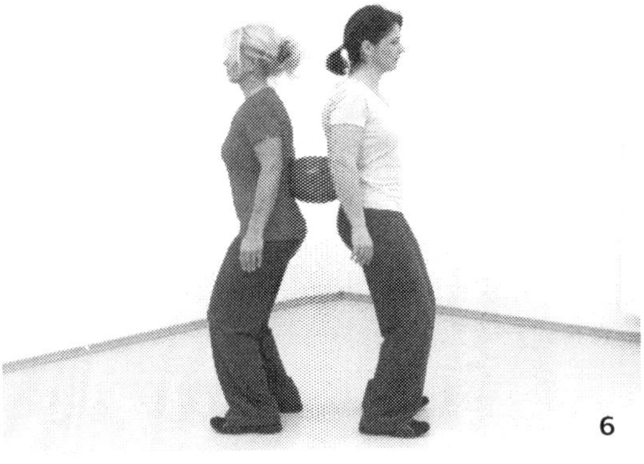

6

9. Um den Körper herum

- Den Ball um den Körper (über den Rücken) **(Abb. 4)** herumgeben und zum Partner rollen.

10. Einer wirft

Partner 1 in Bauchlage, Partner 2 sitzt am Kopfende:

- Partner 1 wirft dem Partner den Ball flach zu, Partner 2 rollt ihn zurück.

Tipp: Bei allen Übungen in der Bauch- und Rückenlage die Grundspannung halten.

Zwischen den einzelnen Übungen empfiehlt sich das „kleine Paket" als Ausgleichsübung.

Die Partner sitzen sich gegenüber:

11. Mit den Füßen rollen

- Mit den Füßen den Ball vor- und zurückrollen, herüberrollen zum Partner **(Abb. 5).** Rechts-, links- und beidfüßig.

12. Mit den Füßen übergeben

- Den Ball mit den Füßen so umgreifen und dem Partner übergeben, dass er ihn in der Luft übernehmen kann.

Steigerung:

- Den Ball wie vor umgreifen, eine Runde „Sitz-Karussell" fahren und erst dann übergeben.

13. Aufzug

Die Partner stehen Rücken an Rücken, Beine beckenbreit aufgestellt, Knie leicht gebeugt und den Ball zwischen die Rücken geklemmt **(Abb. 6).**

- Gemeinsam oder im Wechsel die Beine beugen und strecken („Aufzug").

14. Drücken

Die Partner stehen sich im Grätschstand gegenüber, in Schulterhöhe beide Hände am Ball **(Abb. 7):**

❊ Gegen den Widerstand des Partners Druck auf den Ball ausüben.

Ausklang

Musik: „Hands up" oder eine andere flotte Musik im 4/4-Takt.

Aufstellung: Block, Grundstellung
32 Zz Vorspiel

1–16	4 Zz	Rechten Arm anwinkeln, hochstrecken, anwinkeln, absenken,
	4 Zz	wie vor, nun mit dem linken Arm,
	8 Zz	alles einmal wiederholen und beide Hände an die Hüfte legen.
1–16	4 Zz	Zwei Nachstellschritte rechts seitwärts: Schritt rechts = die Unterarme seitwärts aufklappen, Schritt links ran = die Hände wieder an die Hüfte legen usw.,
	4 Zz	wie vor, links beginnend zurück,
	8 Zz	alles einmal wiederholen.
1–16	4 Zz	Mit dem rechten Fuß vortippen, rücktippen, vortippen, rantippen,
	4 Zz	Drei-Schritt-Drehung nach rechts, auf 4 = Klatsch,
	8 Zz	wie vor, links beginnend zurück.

Diese Gestaltung lässt sich auch gut als dreiteiligen Kanon ausführen!

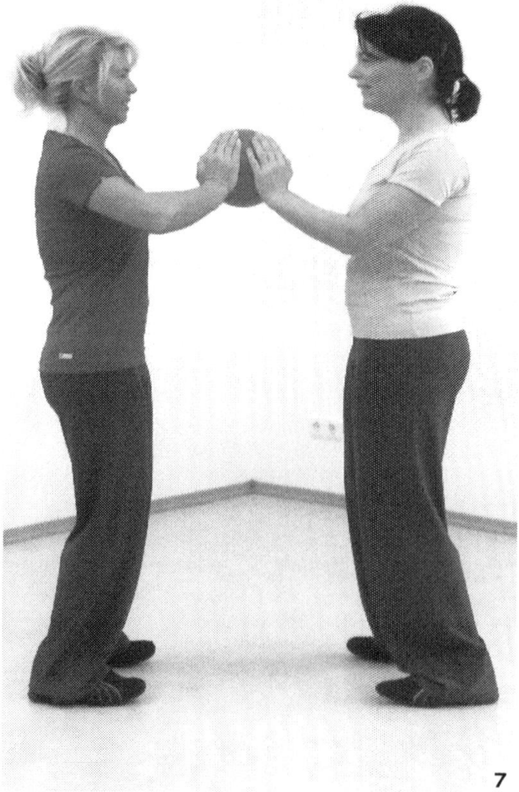

7

Mit Partner – Rund mit Schwung und Reifen

Geräte: Je Paar ein Gymnastikreifen und eine Gymnastikmatte.

Musik: Fortlaufende Aerobic-Musik. Besonders im Aufwärmteil ist die Musik unterstützend und motivierend.

Aufwärmen

Die Reifen liegen verteilt in der Halle.
Die Teilnehmer gehen/laufen zügig um alle Reifen herum.

- Auf Zuruf/Musikstopp bleibt ein Teilnehmer in einem Reifen stehen (der andere Teilnehmer geht weiter), greift in der Hocke mit beiden Händen seitlich den Reifen, schiebt ihn mit Ganzkörperstreckung über den Kopf in die Hochhalte und senkt ihn wieder ab. Beim nächsten Stopp Teilnehmerwechsel.

Die Teilnehmer gehen/laufen durch alle Reifen.

- Auf „Stopp" finden sie sich zu Paaren an einem Reifen gegenüber. Sie nehmen gemeinsam den Reifen auf und führen ihn durch die Ganzkörperstreckung in die Hochhalte und senken ihn wieder ab.

Die Teilnehmer laufen/gehen hintereinander (wie Pferd und Kutscher).

- Nach kurzem Stopp legen sie den Reifen wieder ab und laufen/gehen einzeln weiter.
- Auf „Stopp" treffen sie sich mit dem Partner gegenüber an einem Reifen, führen die vorgegebene Bewegung aus, laufen/gehen weiter um alle Reifen herum, treffen sich erneut und führen die nächste Bewegung aus:
- Abwechselnd mit der Zehenspitze in den Reifen tippen.
- Abwechselnd mit der Ferse in den Reifen tippen.
- Schräg rechts und links neben dem Reifen erst mit der Zehe, dann mit der Ferse auftippen.

Aufgabe: „Wer findet dazu Armbewegungen?"

Hauptteil

Rhythmus und Koordination

1. Bewegungsfolge

Die vorherigen Aufgaben werden zu einer kleinen Folge verbunden:

2 Zz	Ferse schräg rechts neben dem Reifen auftippen, Hände aufstellen **(Abb. 1),**
2 Zz	Ferse schräg links neben dem Reifen auftippen, Hände aufstellen,
2 Zz	Zehe rechts in den Reifen tippen, Finger schnipsen,
2 Zz	Zehe links in den Reifen tippen, Finger schnipsen,
8 Zz	alles wie vor, einmal wiederholen,
16 Zz	im großen Bogen um den eigenen Reifen gehen oder, wenn nicht genügend Platz vorhanden ist, in je 8 Zz einmal rechts- und einmal linksherum den Reifen umrunden.

Fortlaufend wiederholen.

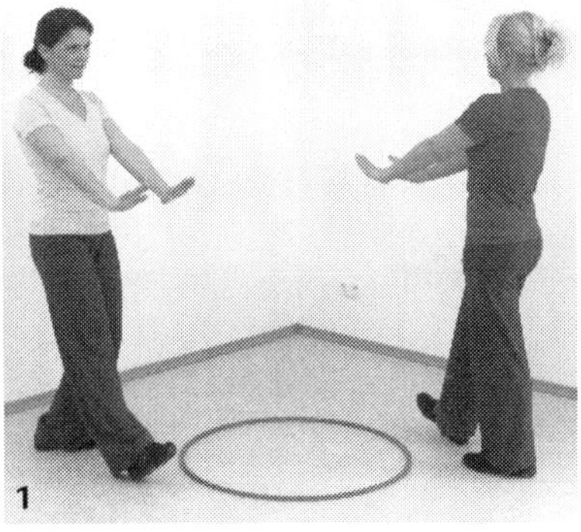

1

Ergänzung: Anstatt um den eigenen gehen die Teilnehmer um die anderen Reifen herum und finden sich zu neuen Paaren zusammen.

2. Zurollen – zuwerfen

Die Paare rollen/werfen sich den Reifen zu.

- Rollen: Sie stehen neben- oder voreinander.
- Rollen: Sie rollen ihn abwechselnd mit der rechten und der linken Hand.
- Werfen: Sie stehen sich gegenüber und werfen ihn mit der rechten, der linken und mit beiden Händen.

Aufgabe: „Versucht in einen rhythmischen Bewegungsfluss zu kommen."

Kleine Übungsverbindung

16 Zz 4-mal den Reifen zurollen,

16 Zz 4-mal den Reifen einhändig zuwerfen,

16 Zz 4-mal den Reifen beidhändig zuwerfen,

16 Zz den Reifen senkrecht um den Körper geben, dann beidhändig fassen, hinüberwerfen **(Abb. 2)** und den Ablauf wiederholen.

3. Beine beugen

Beckenbreiter Stand gegenüber, Reifen beidhändig gefasst.

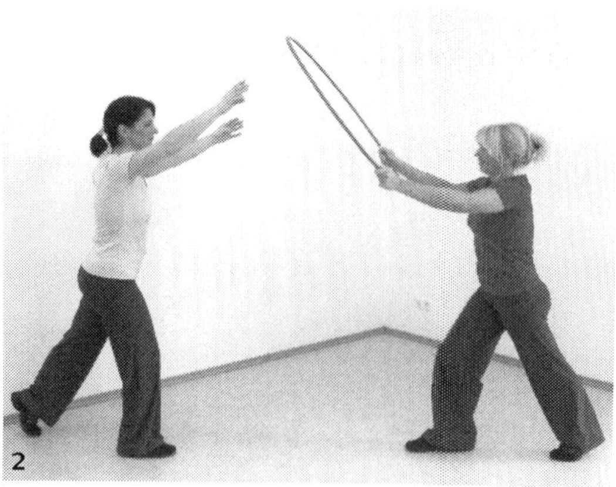

2

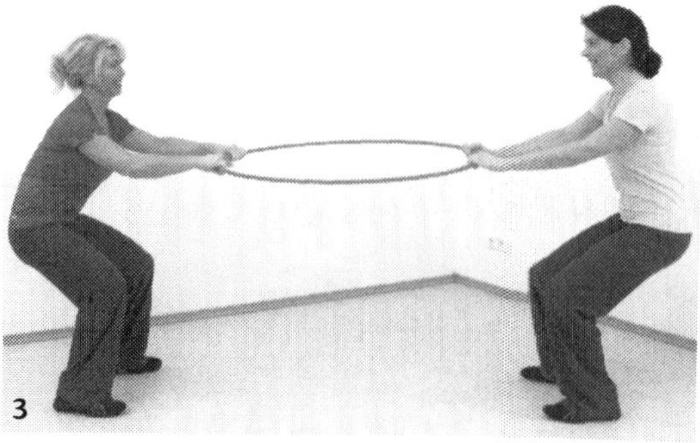

3

- Langsam die Beine bis höchstens 90 Grad beugen **(Abb. 3)**, einen Moment halten und wieder aufrichten.

Tipp: Bei den Übungen in der Bauch- oder Rückenlage die Grundspannung halten.

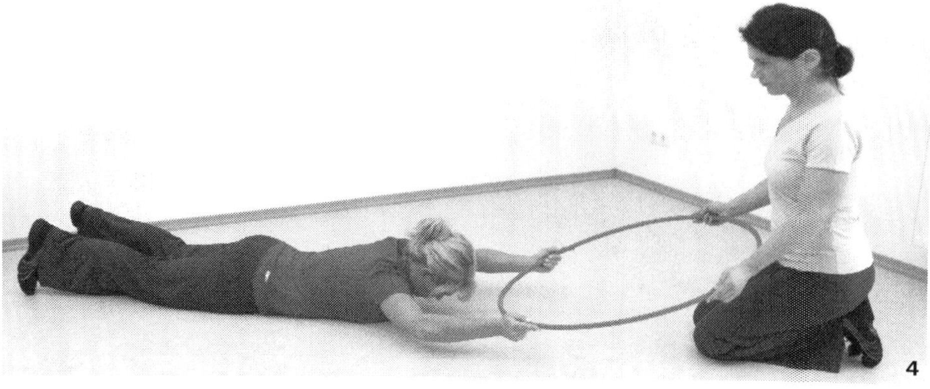

4

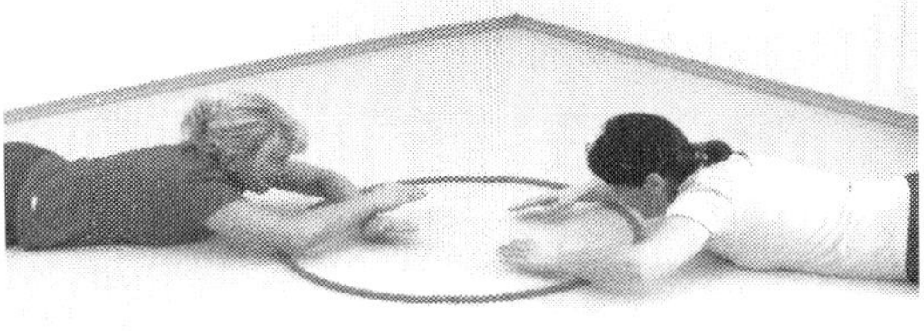
5

4. Oberkörper anheben
Bauchlage, der Partner sitzt am Kopfende.

❊ Mit ausgestreckten Armen den Reifen anheben, der Partner unterstützt etwas **(Abb. 4),** einen Moment halten, wieder senken.

5. Klatschen
Beide Partner gegenüber in Bauchlage.

❊ Verschiedene Rhythmen in **(Abb. 5)** und neben den Reifen klatschen.

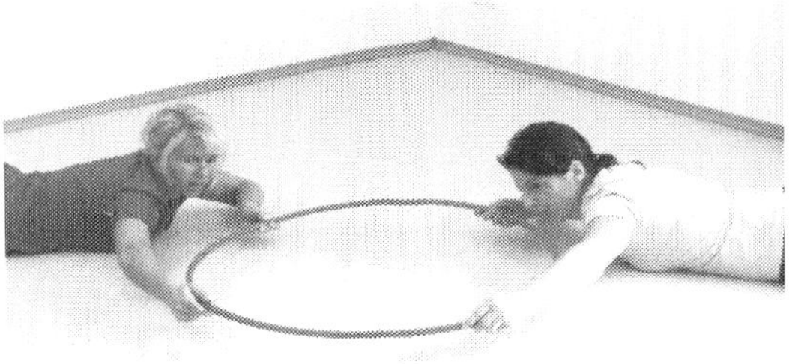
6

6. Reifen verschieben

❊ Den Reifen dicht über dem Boden nach rechts und links verschieben **(Abb. 6).**

Ausgleichsübung: Zusammenkauern und als „kleines Paket" am Boden liegen.

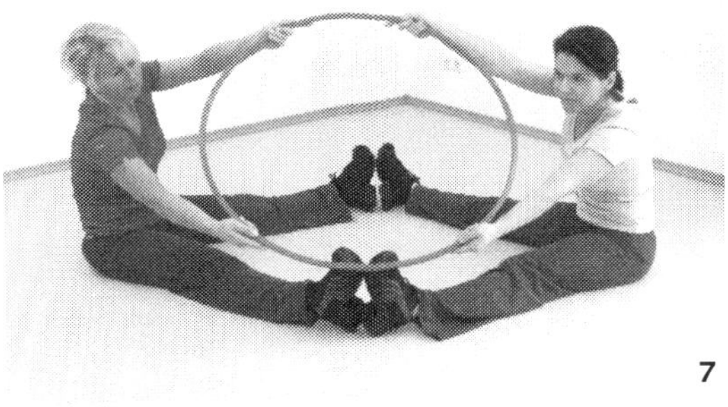
7

7. Seitlich neigen
Grätschsitz voreinander, den Reifen waagerecht über dem Kopf halten.

❊ Den Oberkörper seitlich neigen **(Abb. 7),** zurückführen, dabei den Rücken strecken und zur anderen Seite neigen.

8. Für die Bauchmuskeln
Rückenlage, Füße aufgestellt, Partner 1 sitzt am Fußende und drückt die Füße von Partner 2 auf den Boden.

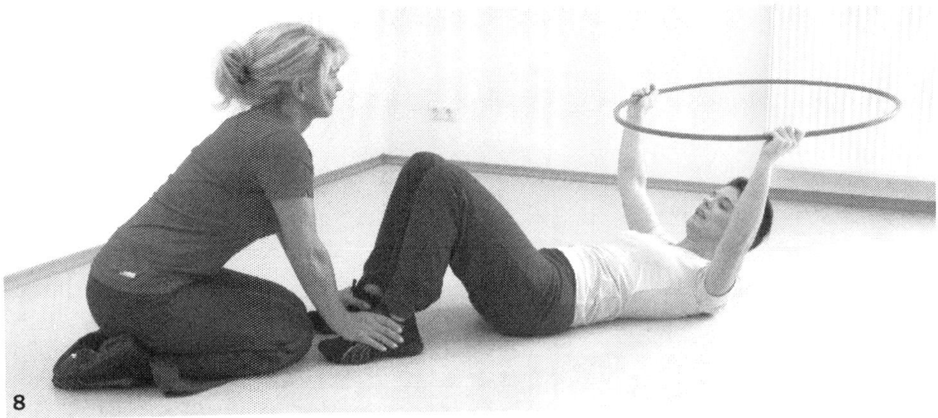
8

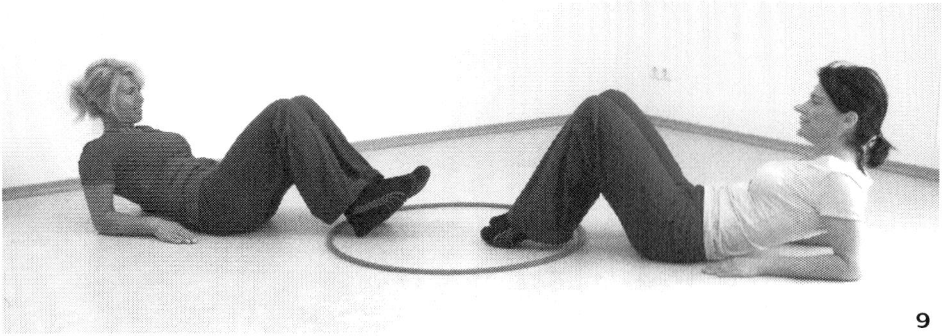

9

- Mit Grundspannung den Oberkörper mit dem waagerecht gehaltenen Reifen leicht anheben **(Abb. 8, siehe S. 89)** und wieder senken,
- wie vor, jedoch schräg nach rechts und links ausführen.

9. Zehen-/Fersentipp

Sitz gegenüber, die Unterarme aufgestützt.

- Abwechselnd mit den Zehen und Fersen in den Reifen tippen **(Abb. 9)**,
- mit dem Partner im Wechsel: Partner 1 tippt, Partner 2 streckt die Beine schräg hoch.

Ausklang

Igelball-Massage

Die Massage kann mit einem oder zwei Igelbällen durchgeführt werden.

Ein Partner liegt in der Bauchlage, der andere kniet neben ihm.

- Mit etwas Druck und kleinen kreisenden oder rollenden Bewegungen bearbeitet der Partner nacheinander die Arme, den Rücken und die Beine. Beim Rollen entlang der Halswirbelsäule bis zum Haaransatz und bei Teilnehmern mit Krampfadern sollte der Druck etwas gelockert werden **(Abb. 10)**. Auf dem Rücken rollt und kreist er entlang der einzelnen Muskelstränge. In Taillenhöhe, da, wo so leicht die „kleinen Fettpölsterchen" sitzen, rollt er den Ball einige Male hin und her und gibt zum Schluss seinem Partner einen freundschaftlichen Igelball-Klaps auf den Po!

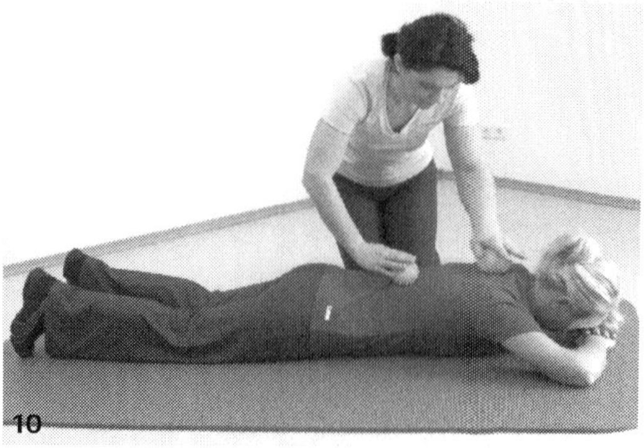

10

Mit Partner – Rhythmisch bewegen mit Ball und Reifen

Der Schwerpunkt dieses Stundenbildes liegt auf dem rhythmischen Wechsel und Austausch der Geräte sowie des Platzes. Dadurch werden immer wieder neue Impulse gesetzt, die Rhythmisierungsfähigkeit sowie die Koordination (Gerät/Partner) geschult.
Je nach Leistungsstand der Teilnehmer kann der Übungsstoff auch auf zwei Stunden verteilt werden.

Geräte: Je Paar ein Gymnastikball und ein Reifen sowie je Teilnehmer eine Gymnastikmatte.

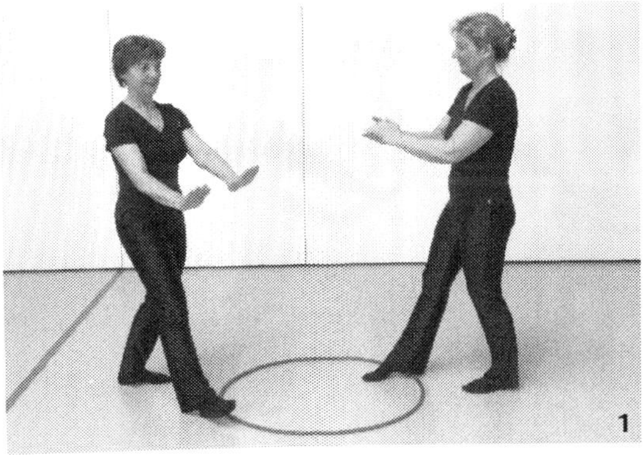

1

Musik: Aktuelle Musik je nach Alter der Gruppe im 4/4- oder 3/4-Rhythmus.

Aufwärmen

Die Handgeräte liegen für eine spätere Blockaufstellung geordnet in der Halle.

Die Teilnehmer gehen/laufen/hüpfen um alle Reifen herum, finden sich auf „Stopp" an ihrem Reifen wieder ein und führen verschiedene Aufgaben aus:

- Gegenüberstehend mit der Fußspitze abwechselnd in den Reifen tippen,
- wie vor, aber mit der Ferse in den Reifen tippen,
- 4-mal mit der Fußspitze, 4-mal mit der Ferse in den Reifen tippen,
- wie vor, jedoch zur „Fußspitze" klatschen, Hände zur „Ferse" schieben,
- wie 4., jedoch seitlich neben dem Reifen auftippen,
- Partner 1 tippt in den Reifen, Partner 2 seitlich neben den Reifen **(Abb. 1),**
- gegenüberstehend mit Ball: Partner 1 lässt den Ball im Reifen aufprellen **(Abb. 2),** Partner 2 fängt ihn (beid-

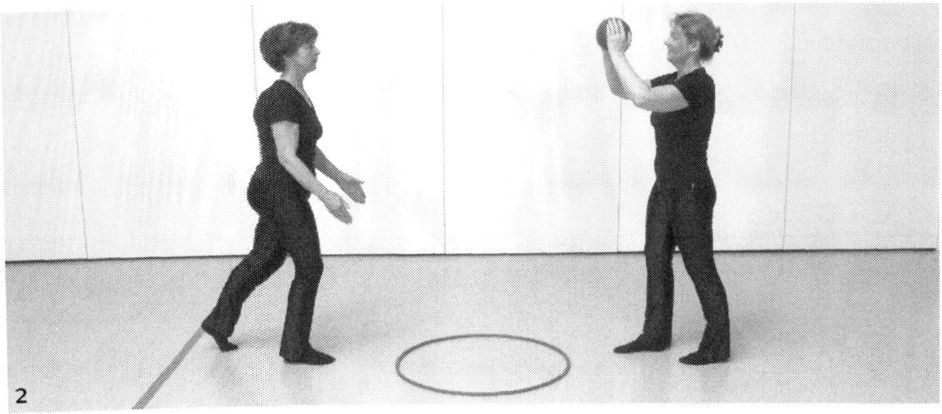

2

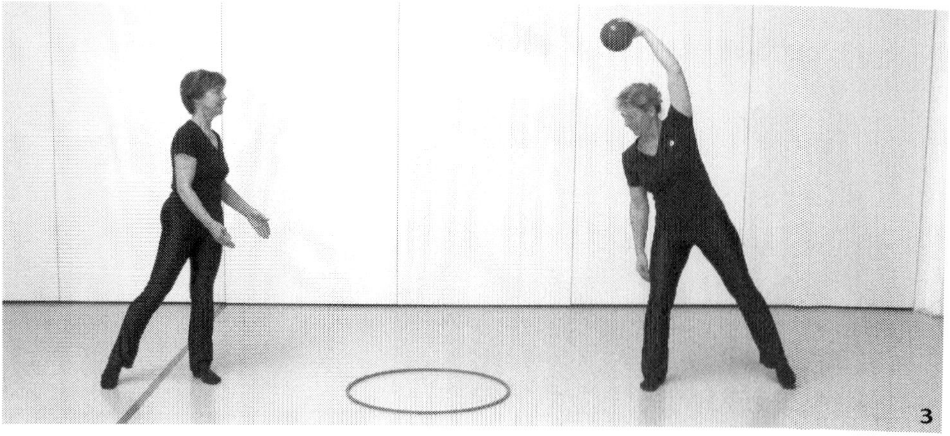

3

händig, einhändig rechts/links) und wiederholt die Bewegung.
Aufgabe: „Verbinde die einhändige Bewegung mit einem weiten Armschwung."

- Seitlich zum Reifen: Partner 1 holt mit dem äußeren Arm Schwung und prellt den Ball in den Reifen. Partner 2 fängt ihn beid- oder einhändig und wiederholt die Bewegung **(Abb. 3).** Anschließend die Seiten wechseln.
- Gegenüberstehend: Partner 1 hält den Reifen waagerecht vor dem Körper: Partner 2 prellt den Ball im Reifen. Wechseln **(Abb. 4).**
  - „Prellt verschiedene Rhythmen."
  - „Wer findet einen nahtlosen Übergang vom Halten zum Üben?", z. B. 4-mal den Ball prellen, jedoch beim 4. Preller den Reifen übernehmen.

Hauptteil: Koordination, Rhythmus und Bewegung

Die Partner arbeiten „zueinander – voneinander".

Stand seitlich zum Reifen:

1. Ball durch den Reifen prellen

Die Partner halten den Reifen waagerecht links gefasst zwischen sich.

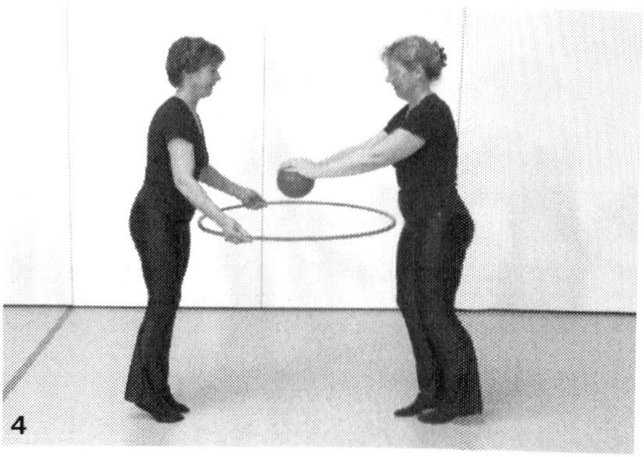

4

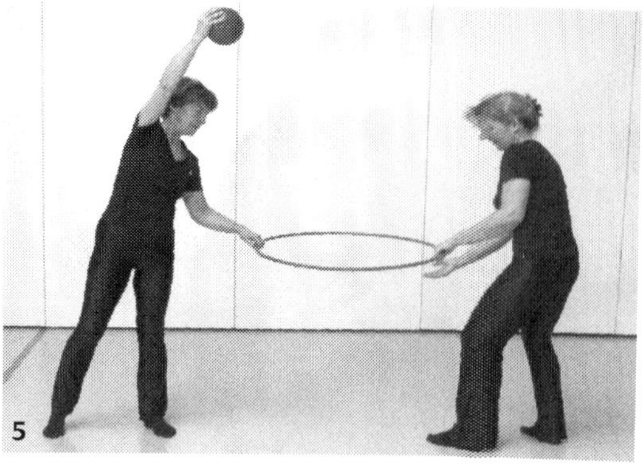

5

- Partner 1 prellt (mit einem großen Armschwung von außen beginnend) den Ball mit rechts durch den Reifen zu Partner 2, der ihn mit rechts fängt und die Bewegung wiederholt.
- Seiten- bzw. Handwechsel **(Abb. 5).**

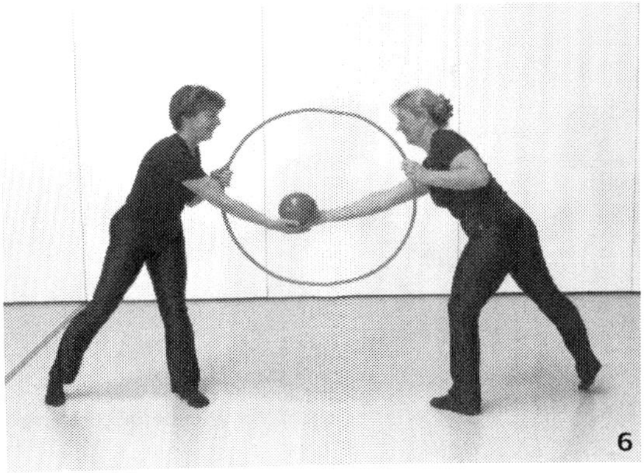

6

2. Ball durch den Reifen geben/werfen

Die Partner halten den Reifen senkrecht links gefasst zwischen sich.

- Mit Verlagerung gibt Partner 1 den Ball durch den Reifen zur Partner 2 (zueinander), beide schwingen nach außen aus (voneinander) und wiederholen die Bewegung.
- Seiten- bzw. Handwechsel **(Abb. 6).**

Steigerung: Klappt das „Durchgeben", wird der Ball leicht abgeworfen.

Die Partner stehen nebeneinander:

3. Platzwechsel mit Kreuzschritt – Reifen vor Ball

Partner 1 mit Reifen, senkrecht auf den Boden gestellt, beidhändig gefasst.

- Den Reifen mit Verlagerung von außen nach innen rollen, nach außen rollen und mit einem Kreuzschritt nach innen und weiter zum Gegenplatz rollen.
- Partner 2 mit Ball in der äußeren Hand: Den Ball mit Verlagerung und einem kleinen senkrechten Schwung vor dem Körper nach innen, nach außen schwingen und mit einem Kreuzschritt zum Gegenplatz gehen. Dabei den Ball über den Kopf in die andere Hand werfen **(Abb. 7).** (Erleichterung: Anstatt den Ball zu werfen in die Hand „geben".)
- Gerät- und Seitenwechsel!

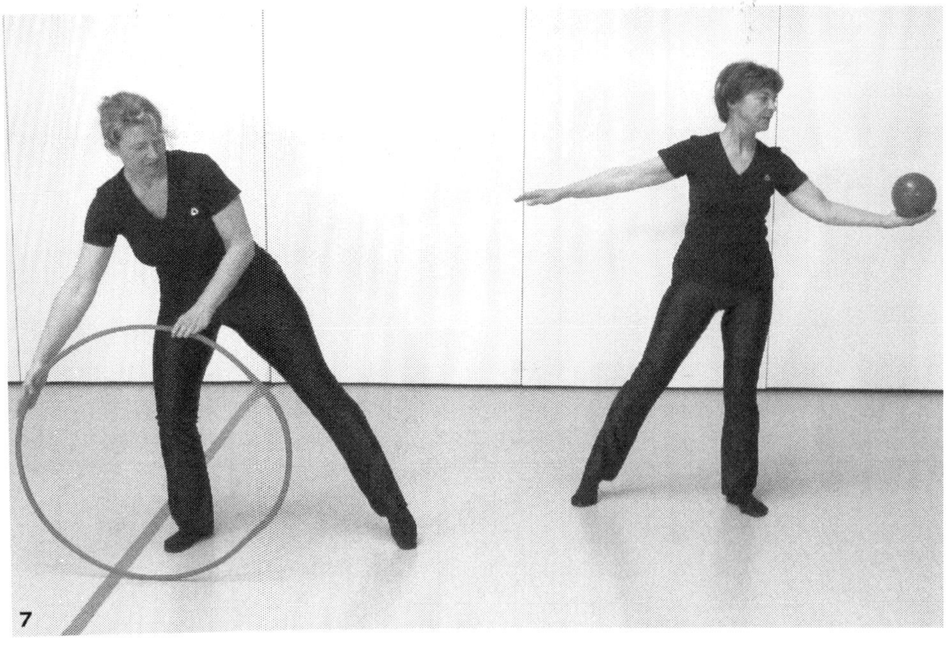

7

4. Seitlicher Gerätwechsel

Bewegungsablauf wie 12, jedoch werden anstelle des Kreuzschrittes die Handgeräte gleichzeitig ausgetauscht.

- Der Reifen wird herübergerollt, während der Ball von außen über den Kopf zum Partner geworfen wird **(Abb. 8).**
- Seiten- bzw. Handwechsel!

Die Partner stehen zueinander:

5. Frontaler Gerätwechsel

- Partner 1 und 2 wechseln durch gleichzeitigen Abwurf die Geräte, rechts und linkshändig **(Abb. 9).**
- Partner 2 wirft den Ball beidhändig durch den zugeworfenen Reifen zu Partner 1. Genauso zurück **(Abb. 10).**

Hinweis: Bei Ungeübten empfiehlt es sich, beide Übungen erst mit einem Handgerät zu erarbeiten.

6. Bewegungskanon

Den Abschluss des Hauptteiles bildet ein Bewegungs-Kanon in vier Gruppen, paarweise nebeneinander, abwechselnd Ball/Reifen:

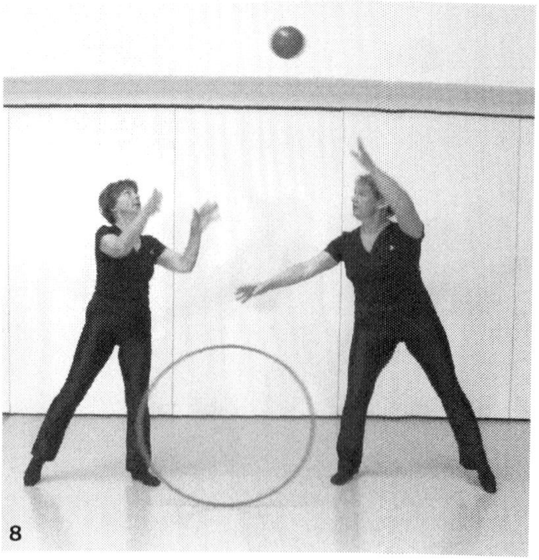

8

1. 32 Zz Ball durch den waagerecht gehaltenen Reifen werfen, während der letzten 2 Zz nach vorn umdrehen,
2. 32 Zz seitlicher Platzwechsel,
3. 32 Zz seitlicher Gerätwechsel, während der letzten 2 Zz zueinander drehen,
4. 32 Zz frontaler Gerätwechsel (Ball durch Reifen), während der letzten 2 Zz eine

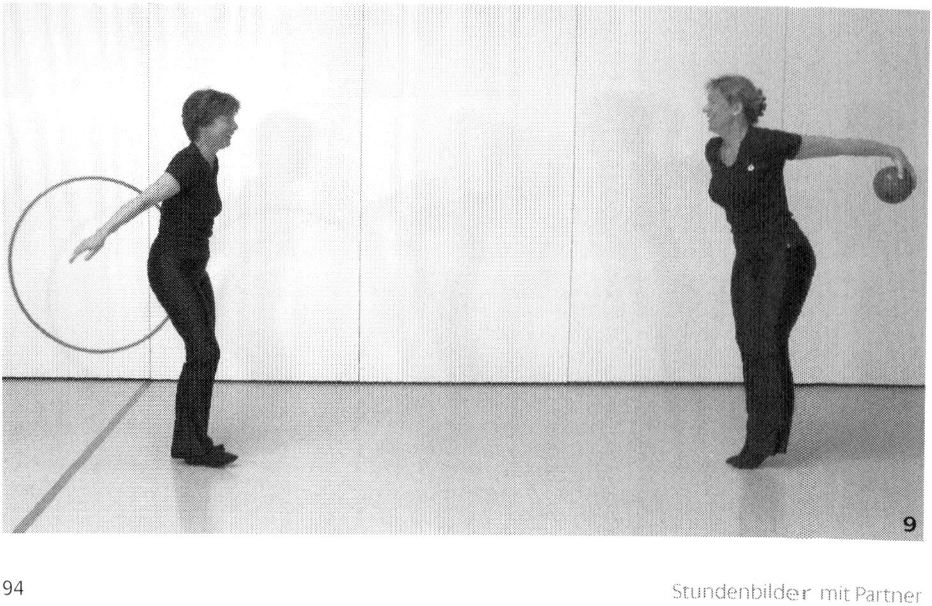

9

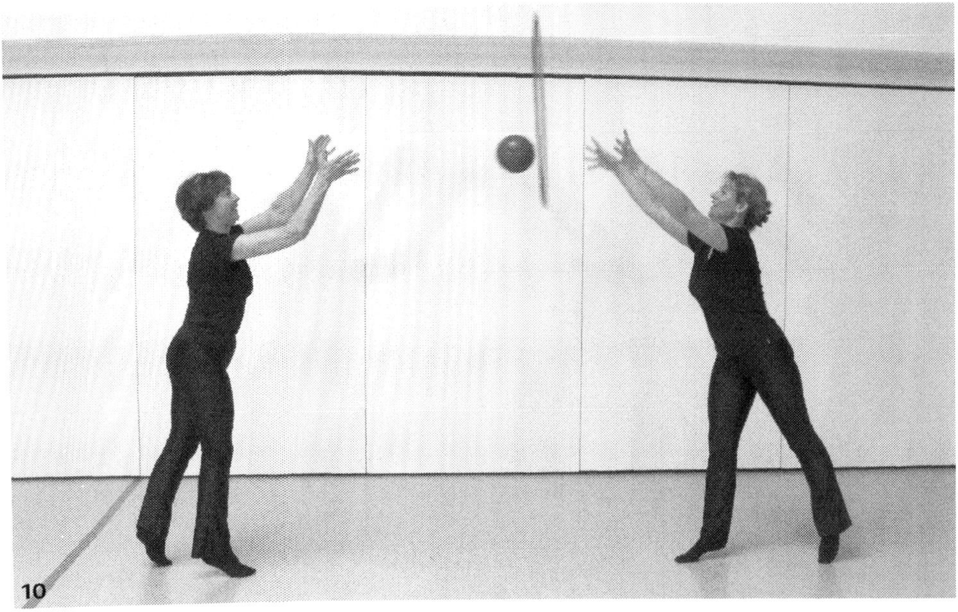

1/4-Drehung rechts ausführen und
mit der Übung 1 wieder beginnen.

Den Ablauf einige Male gemeinsam üben, dann setzen die Gruppen nacheinander ein.

Ausklang: Entspannung erspüren

Aushängen

Partner 1 steht mit leicht gebeugten Beinen und rollt den Oberkörper langsam nach vorn ab.
Partner 2 prüft durch kleine Druckbewegungen auf den Oberkörper, den Kopf und die Arme das lockere Aushängen. Anschließend rollt Partner 1 den Oberkörper wieder auf. Wechseln!

Pendel

Partner 1 steht entspannt mit geschlossenen Augen. Partner 2 pendelt den Körper leicht in verschiedene Richtungen. Wechseln!

Entspannungsgeschichte

Der Übungsleiter liest eine Entspannungsgeschichte vor (z. B. Entspannungsgeschichten für Erwachsene und Kinder von Else Müller, Fischer-Verlag), während die Teilnehmer mit geschlossenen Augen entspannt in Rückenlage auf der Bodenmatte liegen, ruhig atmen und die Geschichte nachempfinden. Nach Beendigung der Geschichte werden sie durch Recken, Strecken und Anspannen wieder „zurückgeholt".

Mit Partner – An der Bank

Geräte: Je sechs bis sieben Paare eine Langbank im Viereck oder Sechseck aufgestellt, je nach Größe der Gruppe.

Musik: Aerobic-Musik o. ä. 110–120 BpM.

Aufwärmen

Die Partner stehen sich an der Bank gegenüber und führen verschiedene Aufgaben aus:

16 Zz Hinter der Bank marschieren,
16 Zz die Hände auf die Bank legen und marschieren,
16 Zz im Stand die Füße abrollen,
16 Zz die Hände auf die Bank legen und die Füße abrollen.

Mehrere Male wiederholen.

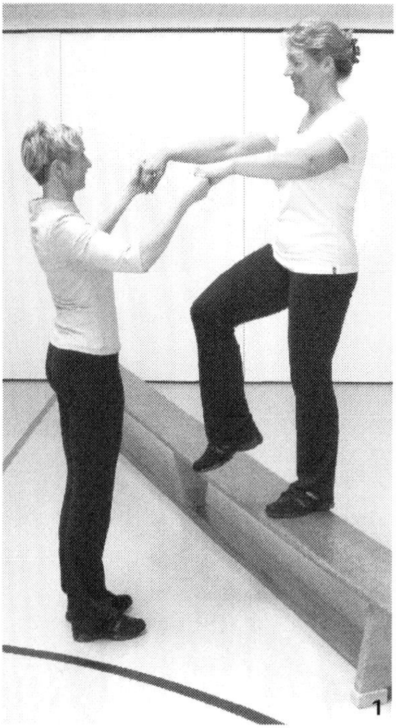

1

Im Wechsel mit dem Fuß auf die Bank tippen.

- Wie vor, jedoch dazu schnipsen oder klatschen,
- *Aufgabe: „Findet zu dem Auftippen verschiedene Klatschvariationen."*

Die Teilnehmer gehen zügig rechtsherum um alle Bänke bis zum Ausgangsplatz.

- Im Wechsel die Ferse auf die Bank setzen,
- wie vor, jedoch dazu Armbewegungen ausführen, z. B. Hände aufgestellt vorschieben.

Die Teilnehmer gehen zügig linksherum um alle Bänke bis zum Ausgangsplatz.

- Wiederholung von Auftippen und Auffersen.

Alle gehen kreuz und quer durch die Halle, finden sich auf ein Zeichen wieder zu Paaren an ihrer Bank ein und führen die obigen Aufgaben durch.

Hauptteil

Die Partner fassen sich beidhändig an und führen im Wechsel verschiedene Aufgaben aus:

1. Aufsteigen

- Abwechselnd auf die Bank steigen. Partner 1 = auf, auf, ab, ab, dann Partner 2 = auf, auf, ab, ab,
- wie vor, jedoch in einem schnelleren Wechsel: Partner 1 = auf, auf, bei „ab, ab" steigt Partner 2 bereits auf, so dass ein fließender Wechsel erfolgt.

2. Aufsteigen mit Knieheben

- Wie vor, jedoch auf der Bank das Knie anheben: Links auf, rechtes Knie anheben **(Abb. 1)**, rechts ab, links tipp und sofort wieder mit links beginnen,
- wie vor, jedoch statt Knie heben nun Bein rückspreizen **(Abb. 2)**.

Aufgabe: „Macht daraus einen rhythmischen Wechsel."

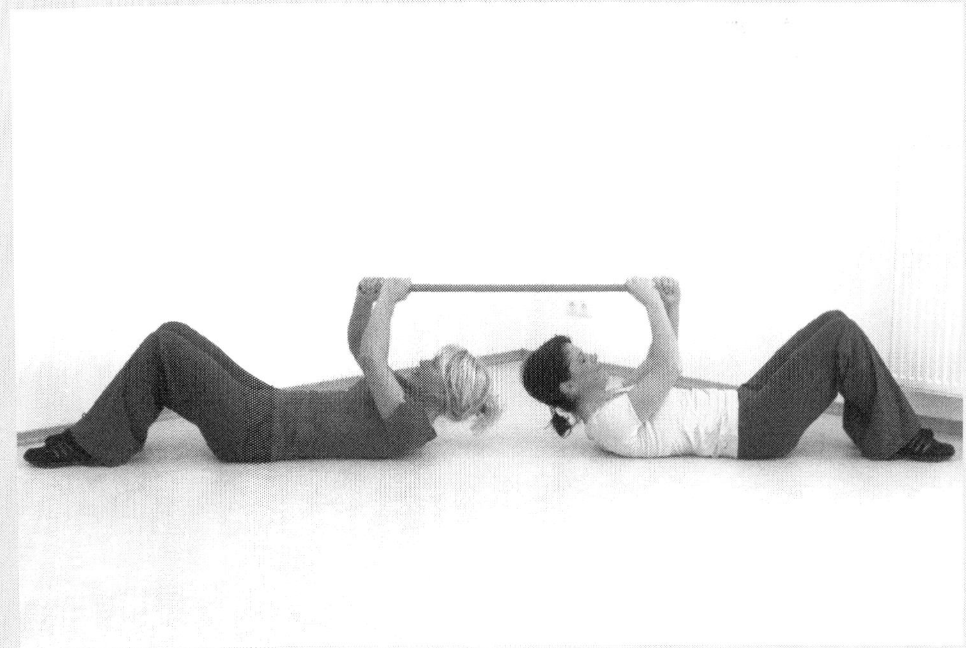

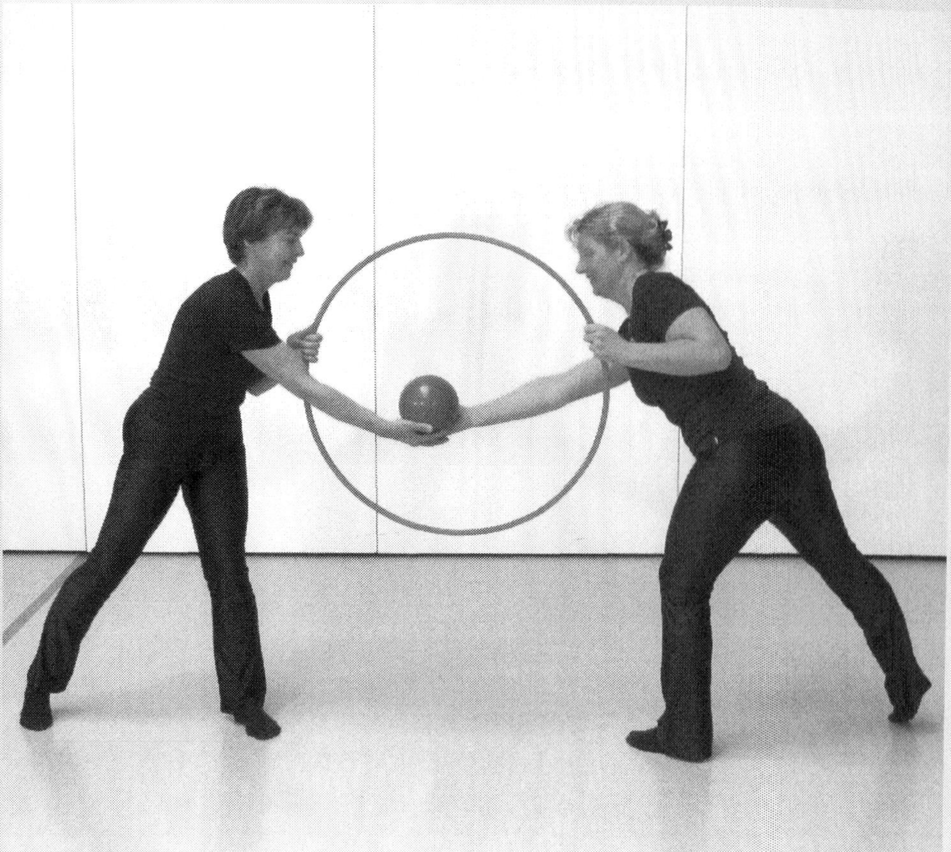

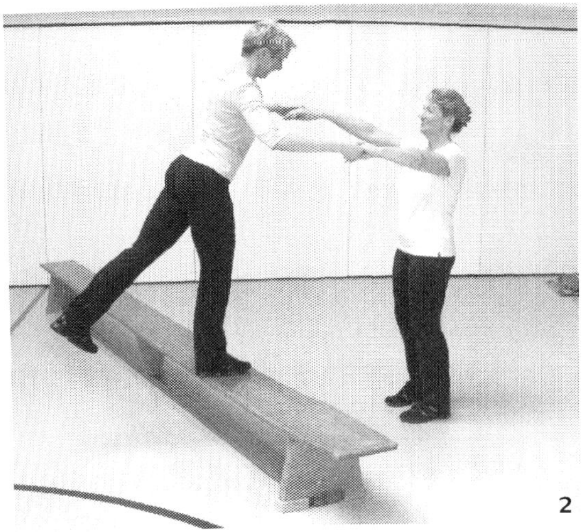

2

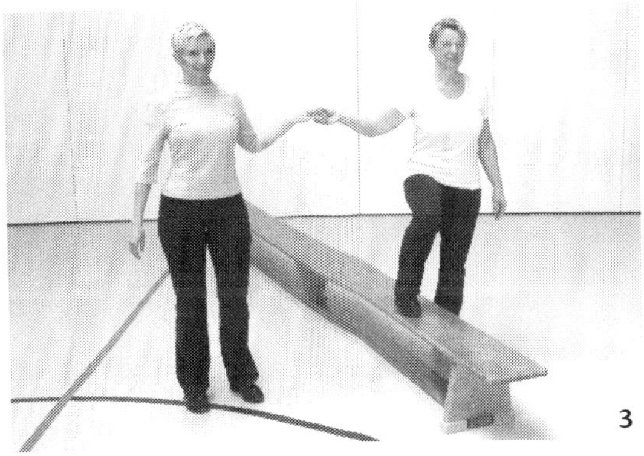

3

3. Gemeinsam aufsteigen

Die Paare stehen sich versetzt gegenüber.

12 Zz 3-mal mit rechts aufsteigen mit Knieheben oder Rückspreizen,

4 Zz Schritt seitwärts mit Handwechsel.

Wiederholung mit „links aufsteigen". Fortlaufend wiederholen.

4. Seitlich aufsteigen

Die Partner stehen seitlich zur Bank, Handfassung rechts/links.

- Partner 2 4-mal seitlich auf die Bank auf-/absteigen (auf **(Abb. 3),** auf, ab, ab),
- dann beginnt Partner 1 4-mal aufzusteigen.

Mehrmals wiederholen, dann Seitenwechsel.

5. Seitlich aufsteigen und Bein abspreizen

- Wie vor, jedoch beim Aufsteigen das äußere Bein abspreizen: Auf, abspreizen **(Abb. 4),** ab, Fuß tipp.

Partner 2 unterstützt das Aufsteigen, indem er den Partner etwas zieht und sich dabei nach außen verlagert. Das er-

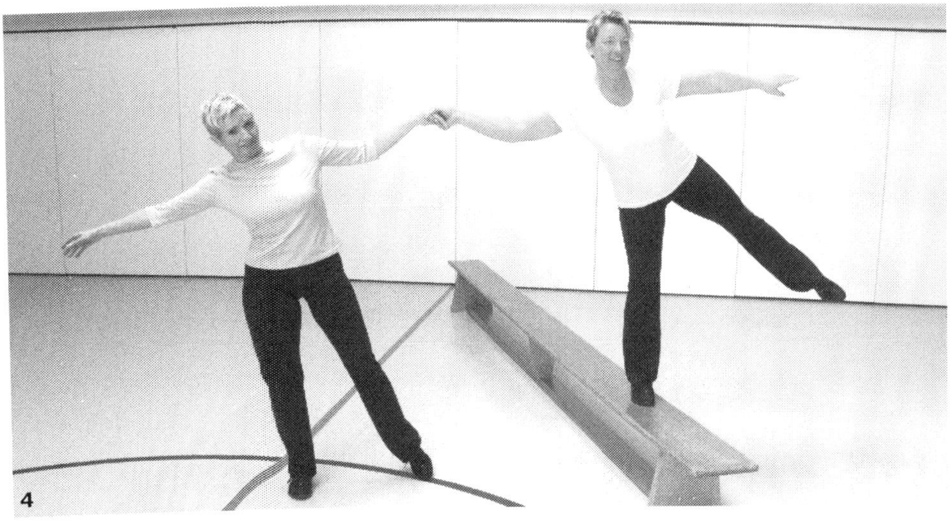

4

gibt eine schöne rhythmische Bewegung! Wenn der Wechsel klappt, können auch die Arme mit einbezogen werden: Seit- oder Hochhalte.
Mehrmals wiederholen, dann Seitenwechsel.

6. Sitz – Oberkörper zurücklegen
Partner 1 sitzt auf der Bank, die Füße beckenbreit auf den Boden gestellt, die Hände im Nacken verschränkt. Partner 2 sitzt auf dem Boden vor ihm und hält die Füße fest.

❊ Partner 1 legt den Oberkörper gestreckt (*Hinweis:* kein Hohlkreuz) etwas zurück **(Abb. 5)** und richtet sich wieder auf.

Zwischen den Wiederholungen legt er die Hände auf die Schultern des Partners, rundet den Rücken und entspannt sich.

7. Bauchlage – Oberkörper langziehen
Partner 2 liegt bäuchlings (quer) auf der Bank, die Beine gebeugt. Partner 1 sitzt vor ihm am Boden.

❊ Partner 2 streckt den Oberkörper und die Arme aus, Partner 1 fasst die Hände und zieht Partner 1 etwas lang **(Abb. 6).**

Achtung: Die Arme mehr als schulterbreit öffnen und die Schultern herunterspannen.

8. Bauchlage – Rhythmus klatschen

❊ Wie vor, aber Partner 2 klatscht verschiedene Rhythmen in die angehobenen Hände des Partners, auch überkreuz **(Abb. 7).**

9. Bauchlage – Beinbewegungen

❊ Wie vor, aber Partner 2 streckt Arme und Beine aus, während Partner 1 ihn an den Händen hält. Mit den Beinen führt er verschiedene Bewegungen aus, z. B. grätschen **(Abb. 8),** schließen, anhocken, Beinkraul usw.

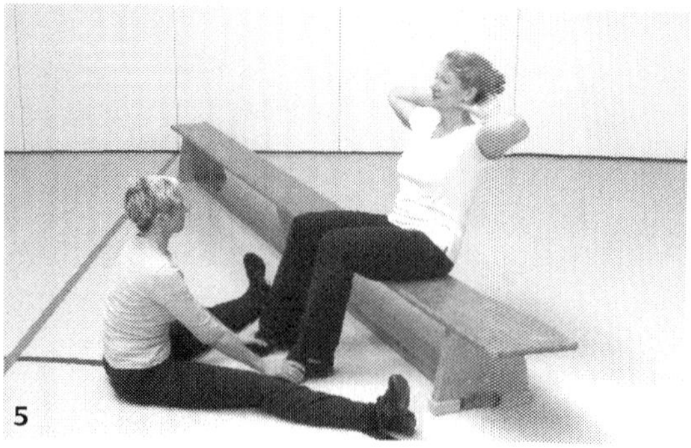
5

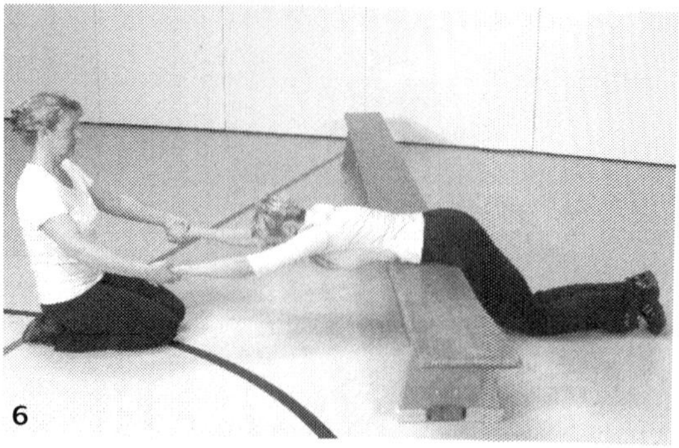
6

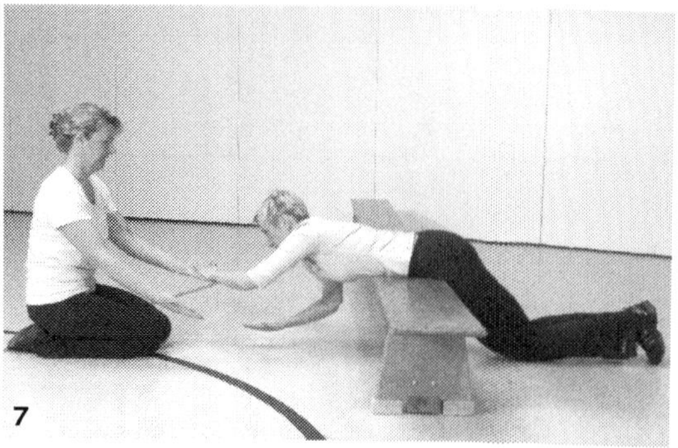
7

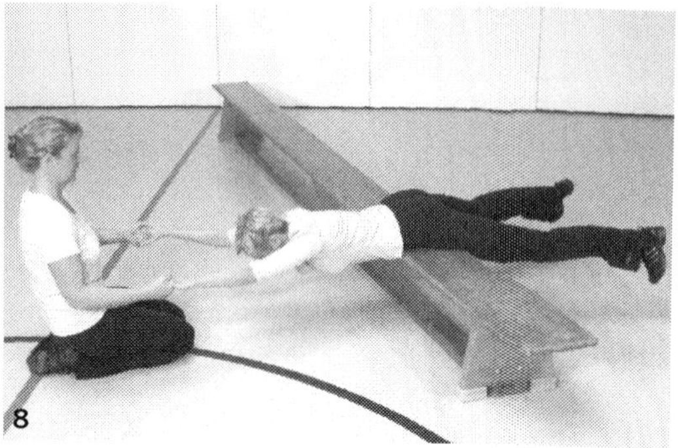
8

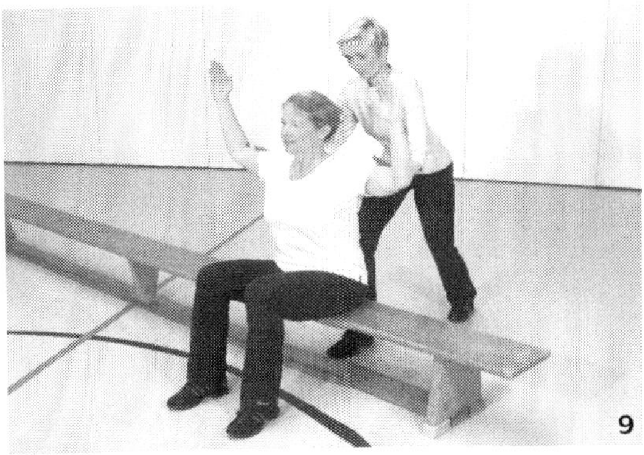

9

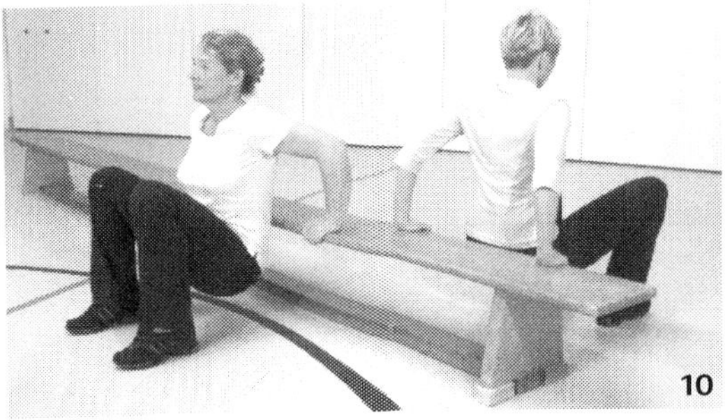

10

Dabei Körperspannung halten und den Nacken strecken.

10. Sitz – Gegen Widerstand halten

Partner 1 sitzt auf der Bank, die Arme in U-Halte, Partner 2 steht hinter ihm.

- Gegen Widerstand drückt er die Arme mit Oberarmfassung nach vorne **(Abb. 9)**/hinten, oben/unten. *Vorsicht:* Keine ruckartigen Bewegungen ausführen.

11. Armkräftigung – Trizeps

Die Partner sitzen versetzt auf der Bank, die Hände am vorderen Bankrand abgestützt, die Beine beckenbreit aufgestellt.

- Mit Abstützen das Gesäß vor der Bank absenken **(Abb. 10)**, zurück in die Ausgangsstellung.

12. Armkräftigung – Bizeps

Die Partner liegen im Knieliegestütz vor der Bank, die Hände am Bankrand abgestützt.

- Die Arme beugen **(Abb. 11)** und strecken.

Ausklang

Die Teilnehmer setzen sich hintereinander auf die Bänke und führen auf dem Rücken des Vordermannes eine leichte Klopfmassage aus. Dann legen sie die Hände auf die Schultern des Vordermannes und schaukeln einige Male kräftig vor und zurück.

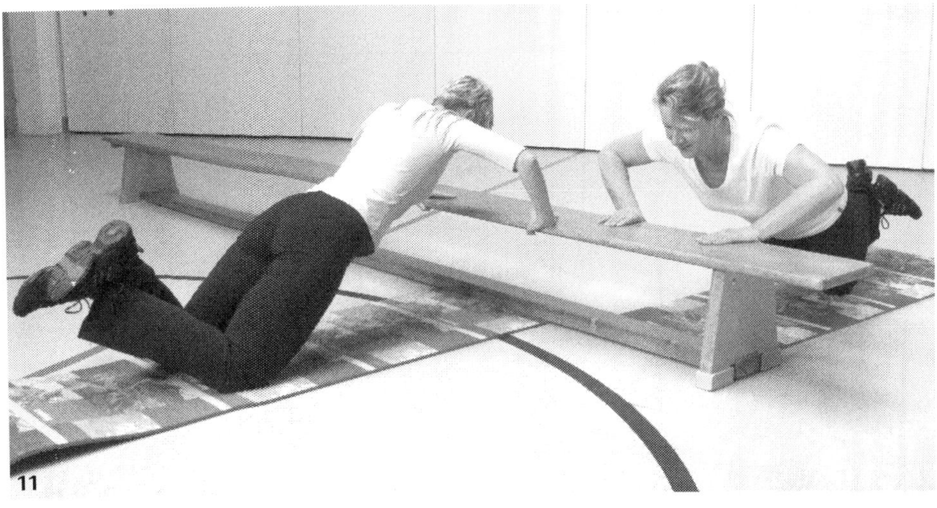

11

Stundenbilder

Zirkel-Training

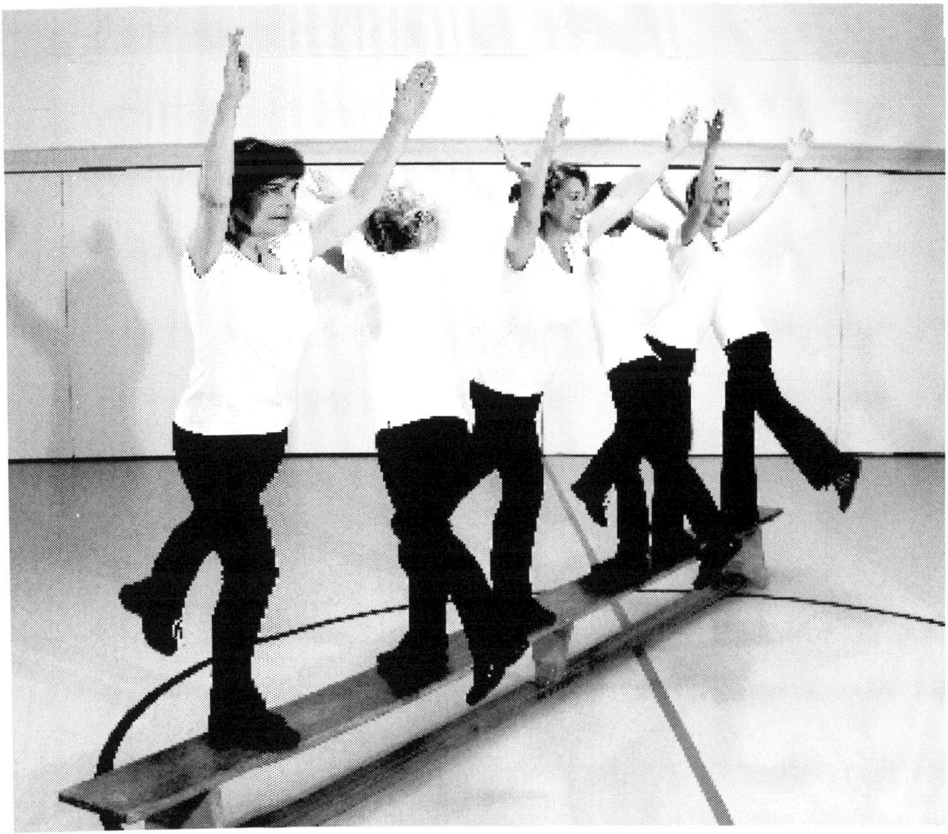

Fit im Zirkel –
Bank-Zirkel

Was kann der Übungsleiter tun, wenn nicht genügend Bänke vorhanden sind? Er muss improvisieren: Acht Stationen an nur vier Bänken! Vier Bänke sind in fast jeder Halle vorhanden, so dass man für den nachfolgenden Zirkel auch relativ wenig Platz benötigt.

Vorbemerkung: Siehe S. 7 (Einführung).

Geräte: vier oder mehr Bänke, Gymnastikmatten, Zirkel-Arbeitskarten.

Anzahl der Stationen: 8.

Zeit: Je Station 1 Min., 1/2–1 Min. für den Stationswechsel.

Musik: Aerobic-Musik mit 120 BpM zum Aufwärmen und im 5-Minuten-Programm des Hauptteils.

Organisation: Die Bänke stehen im Abstand von 3–4 m hintereinander **(Skizze 1).** An jeder Bank liegt eine Arbeitskarte in DIN A4-Größe, auf der zwei Übungen/Stationen kurz beschrieben und evtl. mit Strichzeichnungen versehen sind:

Skizze 1

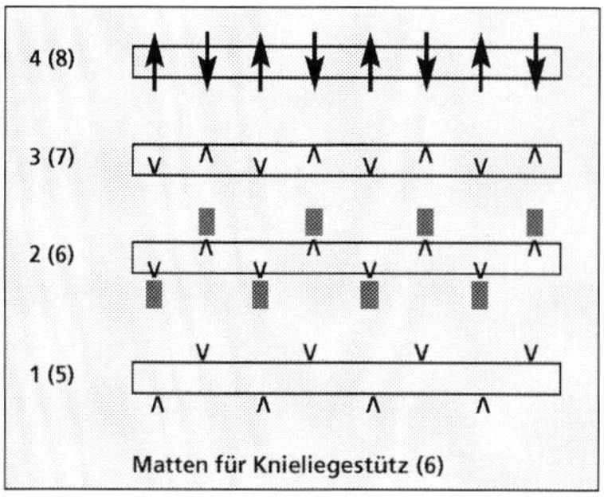

Übung 1 in schwarzer Schrift = das ist der erste Durchgang,
Übung 2 in anderer Schriftfarbe = das ist der zweite Durchgang **(Skizze 2).**

Arbeitskarten (Skizze 2)

1 Auf die Bank auf- und absteigen.

5. Hüpfend oder im Stand abwechselnd mit dem rechten und linken Fuß an die Bank tippen.

2. Sitz auf der Bank, Hände aufstützen, abwechselnd auf den Boden und auf die Bank setzen.

6. Knieliegestütz vor der Bank. Arme beugen und strecken. *Alternativ:* Mit den Oberschenkeln auf der Bank liegend die Hände auf den Boden stützen. Die Arme beugen/strecken.

3. Sitz auf der Bank. „Rad fahren".

7. Sitz auf der Bank. Den Oberkörper gestreckt zurücklegen.

4. Bauchlage quer auf der Bank. Arme und Beine langsam bis zur Waagerechten anheben, senken.

8. Bauchlage quer auf der Bank. Arme und Beine grätschen/schließen.

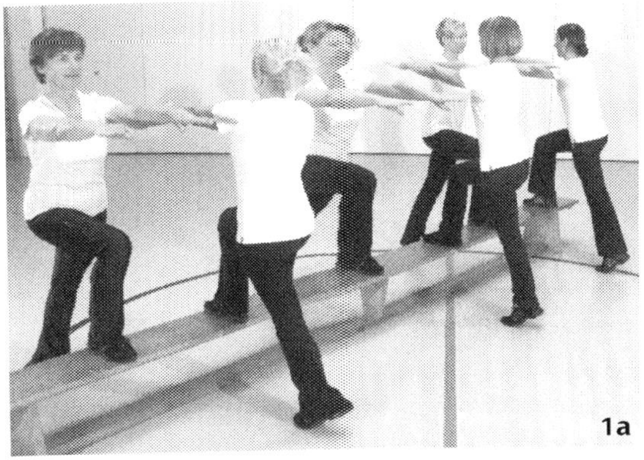

1a

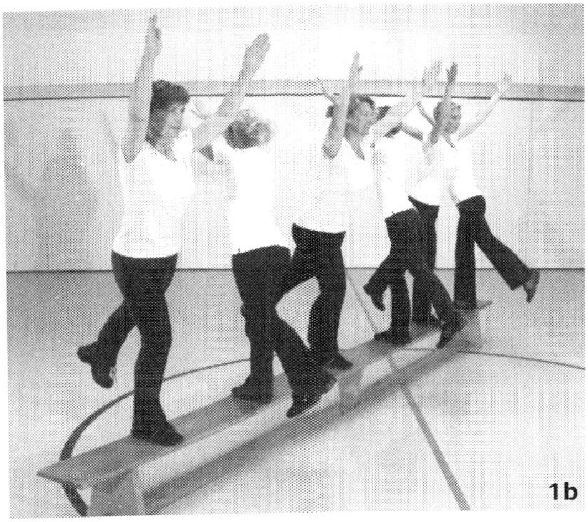

1b

Bank 1 = Station 1+5, Bank 2 = Station 2+6,
Bank 3 = Station 3+7, Bank 4 = Station 4+8.

Nach dem Aufwärmen verteilen sich die Teilnehmer zu je sechs oder acht an den Bänken und beginnen jeweils mit den „schwarzen" Übungen ihrer Arbeitskarte. Nach Ablauf der Zeit erfolgt der Wechsel: Alle rücken eine Bank vor, die vorderen Teilnehmer laufen zur hinteren Bank. Nach Durchgang der ersten vier „schwarzen" Übungen bleiben die Teilnehmer zwischen den Bänken stehen. Es folgt ein 3- bis 5-minütiges Geh-, Lauf- oder Aerobicprogramm mit Musik. Danach beginnt jede Gruppe wieder an der Ausgangsbank, diesmal jedoch mit den „roten" Übungen. Sind mehr Teilnehmer in der Halle als Stationen angeboten werden, kann eine zusätzliche Gruppe um die Stationen walken/laufen oder Übungen auf der Gymnastikmatte ausführen.

Aufwärmen

„Von Kopf bis Fuß" oder „von Fuß bis Kopf"

Der Übungsleiter sucht sich den „roten Faden" in seiner Richtung aus. Ziel ist es, alle Gelenke einmal durchzubewegen. Mögliche Übungen:

- Füße = abrollen, gehen, federn, tippen,
- Fußgelenke = beugen/strecken,
- Kniegelenk = Bein beugen/strecken, vorwärts und seitwärts,
- Hüftgelenk = Bein locker vor- und rückschwingen, Achterkreisen,
- Becken = nach rechts/links, vor-/rückbewegen, kreisen,
- Oberkörper = seitlich rechts/links neigen,
- Schultern = vor-/rückwärts kreisen,
- Ellenbogen =Arme beugen/strecken auf verschiedenen Ebenen,
- Handgelenk = beugen/strecken, kreisen,
- Hände = Faust/spreizen auf verschiedenen Ebenen,
- Hals = vorsichtig den Kopf neigen und das Kinn zur rechten und über das Brustbein zurück zur linken Schulter führen.

Hauptteil

Station 1

Beanspruchte Muskulatur: Beinmuskel.
Ausgangsstellung: Grundstellung vor der Bank, die Teilnehmer stehen sich versetzt gegenüber.
Ausführung: Auf die Bank auf- und absteigen, dabei die Arme in Vorhalte schwingen und wieder senken **(Abb. 1a).**
Alternativ: Mit einem Bein aufsteigen, dabei die Arme schwunghaft in die Schräghochhalte führen und das andere Bein rückspreizen. Absteigen und die Arme senken. Beinwechsel **(Abb. 1b).**

Station 2

Beanspruchte Muskulatur: Hintere Armmuskeln.

Ausgangsstellung: Sitz auf der Bank, versetzt. Beine beckenbreit und rechtwinklig aufstellen. Arme an der Bankkante aufstützen.

Ausführung: Das Gesäß vor der Bank absenken, zurück in die Ausgangsstellung **(Abb. 2).**

Station 3

Beanspruchte Muskulatur: Bauchmuskeln.

Ausgangsstellung: Sitz auf der Bank, versetzt. Den Oberkörper gestreckt etwas zurücklegen.

Ausführung: Mit den Beinen „Rad fahren" = geradeaus **(Abb. 3),** nach rechts und links, langsam und schnell.

Station 4

Beanspruchte Muskulatur: Rückenmuskulatur.

Ausgangsstellung: Bauchlage quer auf der Bank, versetzt. Arme und Beine gebeugt an der Bank halten.

Ausführung: Gleichzeitig langsam die Arme und Beine bis zur Waagerechten ausstrecken (mit Körperspannung Balance halten). Den Kopf zwischen den Armen halten, den Nacken strecken **(Abb. 4).** Arme und Beine wieder zurück an die Bank ziehen.

Station 5

Beanspruchte Muskulatur: Beinmuskulatur.

Ausgangsstellung: Grundstellung vor der Bank versetzt gegenüber, Hände eingestützt.

Ausführung: Hüpfend oder im Stand (je nach Leistung) im Wechsel mit dem rechten und linken Fuß an die Bank tippen **(Abb. 5).**

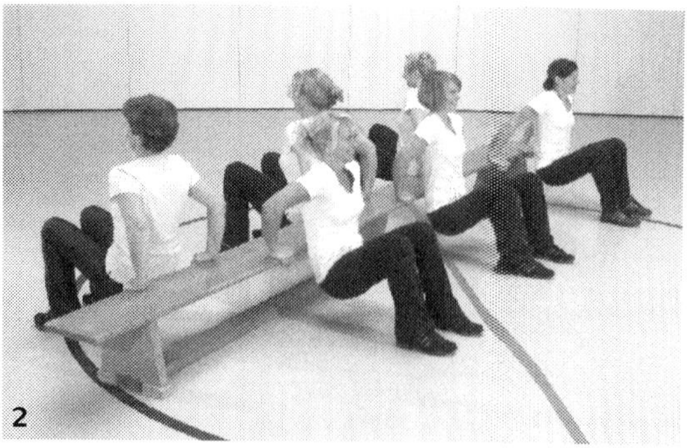

2

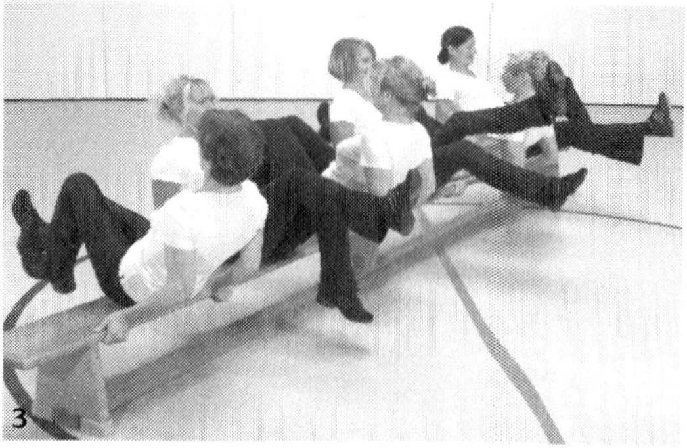

3

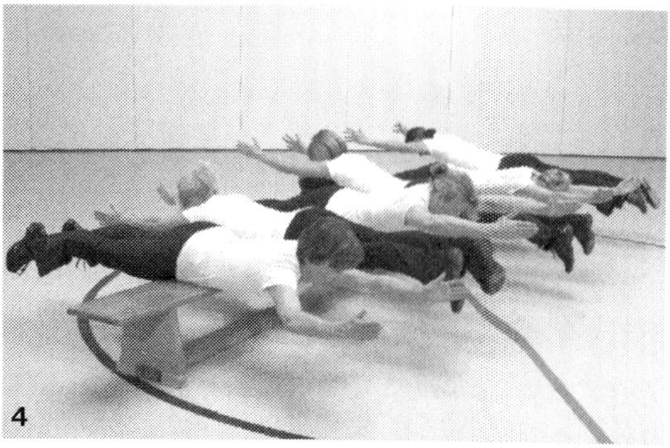

4

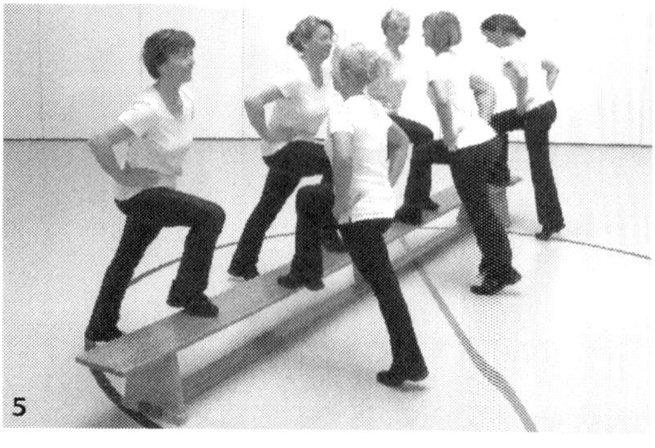

5

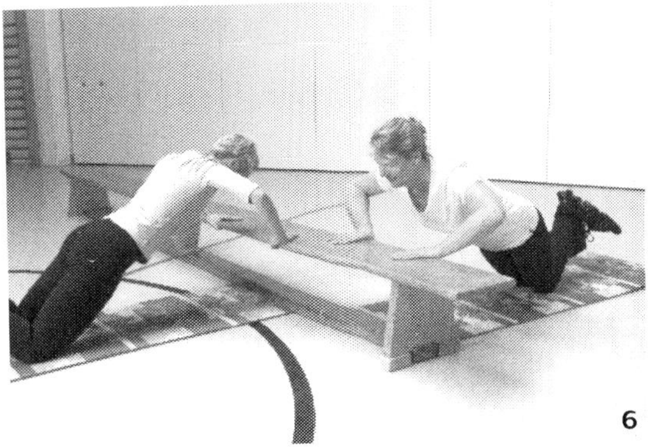

6

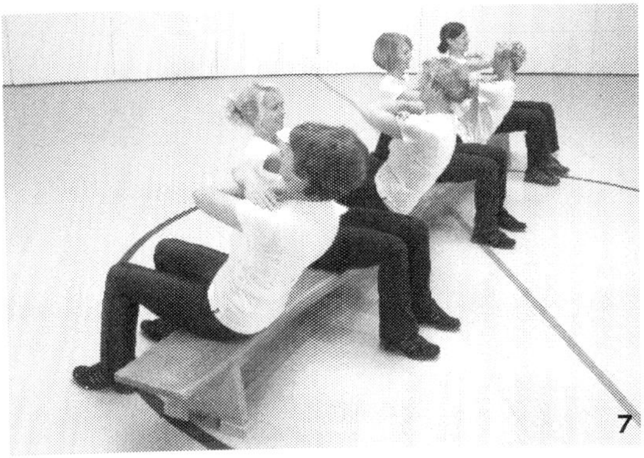

7

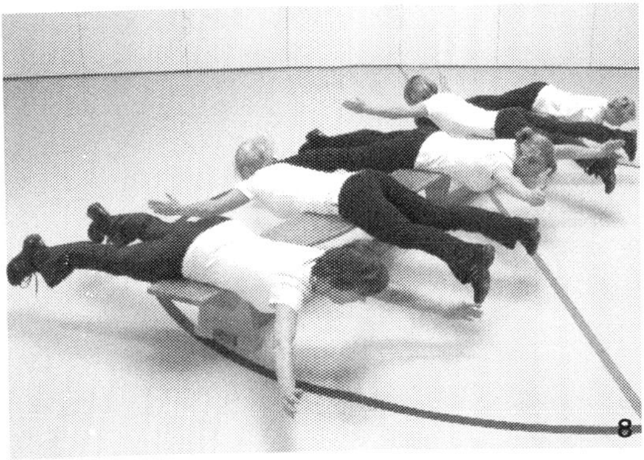

8

Station 6

Beanspruchte Muskulatur: Vordere Armmuskeln.

Ausgangsstellung: Vor der Bank Knieliegestütz (auf dünnen Matten) mit Abstützen der Hände an der Bankkante. Die Unterschenkel übereinanderlegen.

Ausführung: Die Arme beugen und strecken. Achtung, Körperspannung! Das Gesäß nicht nach hinten schieben, sondern den Körper ruhig halten. Nur die Arme arbeiten! **(Abb. 6)**

Station 7

Beanspruchte Muskulatur: Bauchmuskulatur.

Ausgangsstellung: Sitz auf der Bank, versetzt. Hände am Hinterkopf oder vor der Brust gekreuzt.

Ausführung: Mit Grundspannung den Oberkörper gestreckt etwas zurücklegen **(Abb. 7),** wieder aufrichten.

Station 8

Beanspruchte Muskulatur: Rückenmuskulatur.

Ausgangsstellung: Bauchlage quer auf der Bank.

Ausführung: Die bis zur Waagerechten angehobenen Arme und Beine grätschen **(Abb. 8)** und schließen.

Ausklang

Nummern-Wettspiel an mehreren Bänken

Die Teilnehmer sitzen in gleicher Anzahl durchnummeriert hintereinander auf der Bank.

Der Übungsleiter gibt die Fortbewegungsart an: Gehen, Laufen, auf einem Bein hüpfen usw. Er ruft eine Nummer auf. Die entsprechenden Teilnehmer laufen/gehen/… um die Bank und setzen sich schnell wieder hin. Die Sieger erhalten einen Punkt. Gewonnen hat die Gruppe mit den meisten Punkten.

Fit im Zirkel –
Fitness-Zirkel

Vorbemerkung: Siehe S. 7 (Einführung).

Geräte: Steps, Flexi-Bars®, kurze Thera-Bänder, Hanteln, Gymnastikmatten.

Anzahl der Stationen: 10.

Zeit: Je Station: 1 Min., nach 30 Sek. Bein- oder Handwechsel; 1 Min. Gehen in verschiedenen Formen nach Ansage und Stationswechsel.

Musik: Im Hauptteil Aerobic-Musik, 120–130 BpM (Gehen), zum Ausklang flotte Musik, z. B. Western-Musik, ca. 130 BpM für den Tanz.

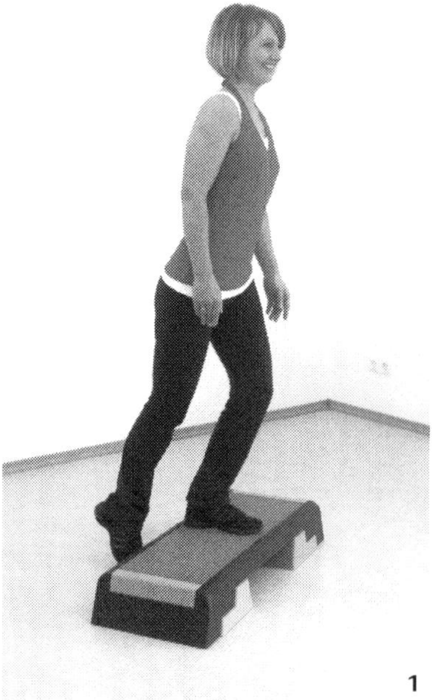

1

Aufwärmen – in spielerischer Form

„Paarfangen"
Die Teilnehmer bewegen sich gehend oder laufend in einem begrenzten Feld. Ein Fänger schlägt einen Teilnehmer ab. Sie fangen an den Händen gefasst als Paar weiter. Neu gefangene Teilnehmer erweitern das Paar, bei vier Teilnehmern teilen sie sich in zwei neue Paare usw. Wer bleibt als Letzter übrig?

„Gleich und gleich gesellt sich gern"
Im Gehen werden nacheinander die verschiedenen Stationen des Zirkels berührt: mit der Hand, dem Fuß usw. Auf Zuruf des Übungsleiters treffen sich Paare oder Gruppen zu verschiedenen Merkmalen zusammen, z. B. gleiche Hosen, gleiche T-Shirts, gleiche Augenfarbe, gleiche Haarfarbe usw.

„Wettstreit mit Bewegungsaufgaben"
Mehrere Gruppen gehen/walken oder laufen in Schlangenlinien um die Stationen. Auf Zuruf führen sie folgende Aufgaben aus:

- Welche Gruppe steht zuerst auf einer roten/blauen/schwarzen Linie mit Rückwärtskreisen der Arme?
- Welche Gruppe sitzt zuerst nebeneinander und fährt Rad?
- Welche Gruppe steht zuerst im Kreis mit Seitbeugen des Oberkörpers?
- usw.

Danach verteilen sich die Teilnehmer gleichmäßig an den Stationen.

Hauptteil
Fitness-Zirkel mit Gehphasen

Ein akustisches Zeichen beendet jeden Durchgang. Die Teilnehmer treffen sich in der Mitte und führen nach Musik verschiedene Gehformen aus, z. B.:

- Paarweise nebeneinander auf der Kreisbahn vorwärts- oder rückwärtsgehen,

- die Äußeren gehen entgegengesetzt,
- einzeln durcheinandergehen,
- in Schlangenlinien um alle Stationen herumgehen,
- außen um alle Stationen herumgehen
- usw.

Nach einer Min. wird zur nächsten Station gewechselt.

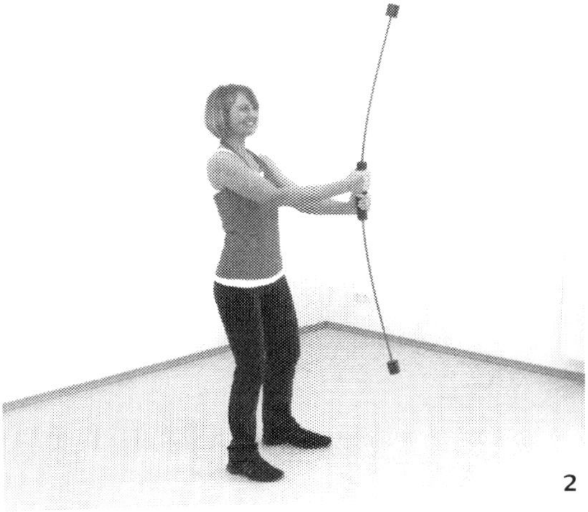

2

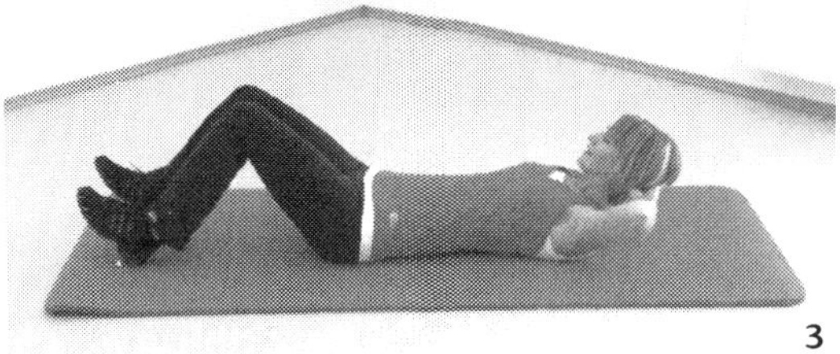

3

Station 1: Steps
Beanspruchte Muskulatur: Beinmuskulatur.
Ausgangsstellung: Stand vor dem Step.
Ausführung: Auf- **(Abb. 1)** und Absteigen mit Beinwechsel.

Station 2: Flexi-Bars®
Beanspruchte Muskulatur: Brust-/Schultergürtel.
Ausgangsstellung: Beckenbreiter Stand, FB mit beiden Händen senkrecht vor dem Körper halten.
Ausführung: FB vor- **(Abb. 2)** und zurückschwingen.

Station 3: Matten
Beanspruchte Muskulatur: Gerade Bauchmuskulatur.
Ausgangsstellung: Rückenlage, die angewinkelten Beine beckenbreit aufstellen, Füße flex, Hände am Hinterkopf (Nacken strecken) und den Oberkörper etwas anheben.
Ausführung: Mit der Ausatmung den Oberkörper weiter anheben **(Abb. 3)**, senken.

Station 4: Matten
Beanspruchte Muskulatur: Rückenmuskulatur.
Ausgangsstellung: Bauchlage, die Arme in U-Halte, den Oberkörper etwas anheben.
Ausführung: Mit der Ausatmung (und Halten der Grundspannung) weiter anheben **(Abb. 4)**, senken.

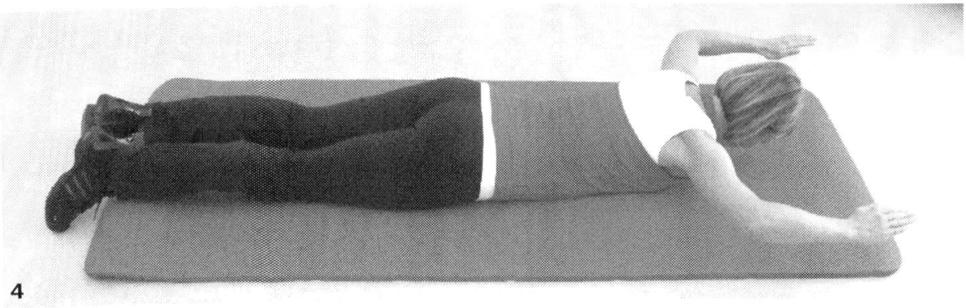

4

Station 5: Matten, Thera-Bänder, geknotet

Beanspruchte Muskulatur: Gesäß- und Beinmuskulatur.

Ausgangsstellung: Bauchlage, das zusammengeknotete Thera-Band um die Beine legen. Ein Bein so anheben, dass das TB in leichter Spannung ist.

Ausführung: Das Bein weiter anheben **(Abb. 5)** und nur so weit senken, dass das Band noch leicht gespannt ist.

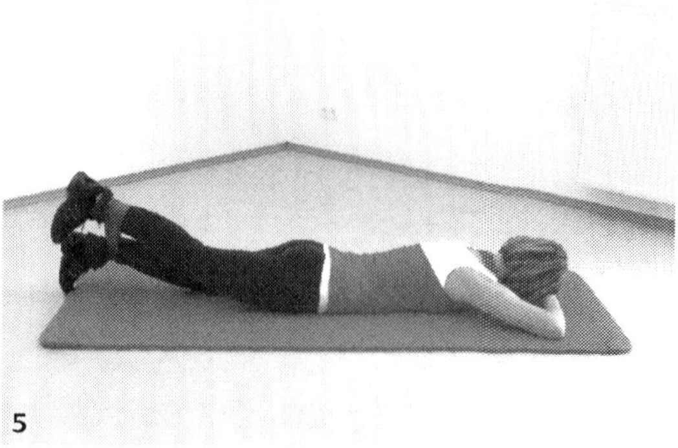

5

Station 6: Hanteln

Beanspruchte Muskulatur: Brustmuskulatur.

Ausgangsstellung: Stand, Arme mit den Hanteln in U-Halte.

Ausführung: Die Arme in dieser Höhe in Vorhalte ziehen (Butterfly) **(Abb. 6),** zurückführen.

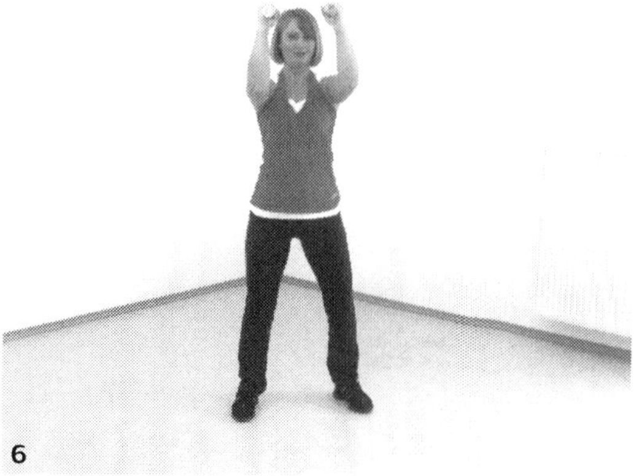

6

Station 7: Matten, Flexi-Bars®

Beanspruchte Muskulatur: Gerade Bauchmuskulatur.

Ausgangsstellung: Sitz, die angewinkelten Beine beckenbreit aufgestellt, FB in lockerer Vorhalte.

Ausführung: FB vor- **(Abb. 7)** und zurückschwingen, dabei den Oberkörper gestreckt zurücklegen.

Achtung: Grundspannung, Schultern herunterspannen!

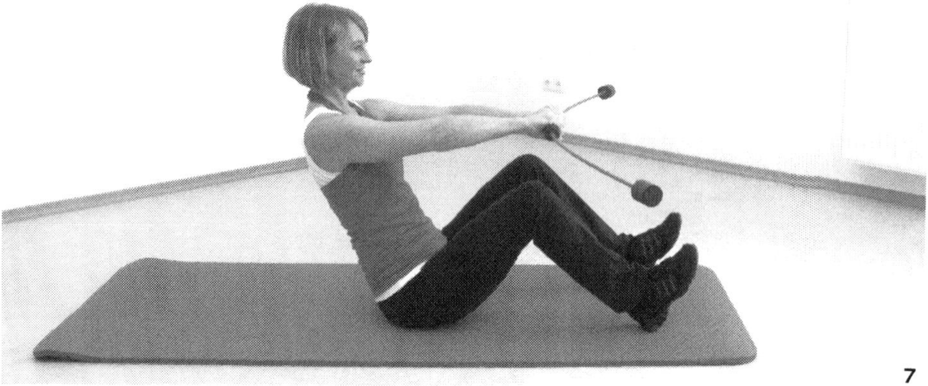

7

Station 8: Steps
Beanspruchte Muskulatur: Gesäß- und aufrichtende Muskulatur.
Ausgangsstellung: Stand vor dem Step.
Ausführung: Rechts und links im Wechsel aufsteigen, dabei das andere Bein hinten gestreckt anheben. Arme in Schräghochhalte (Flying) **(Abb. 8).**

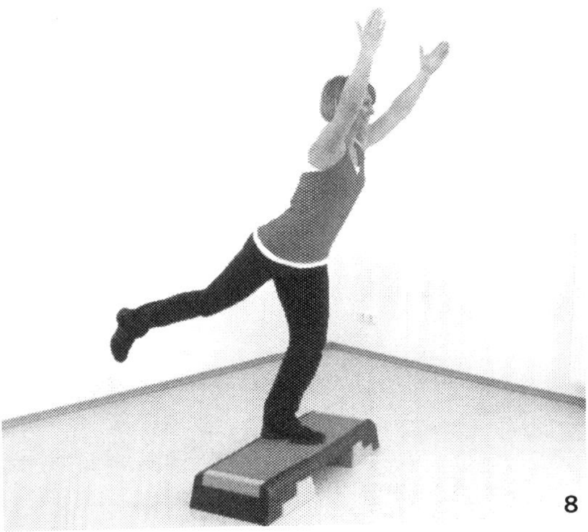

8

Station 9: Thera-Bänder
Beanspruchte Muskulatur: Hintere Armmuskulatur.
Ausgangsstellung: Beckenbreiter Stand, das TB längs hinter dem Rücken gefasst.
Ausführung: Der obere Arm zieht deckenwärts **(Abb. 9).** Dabei auf eine aufrechte Haltung achten, Nacken strecken.

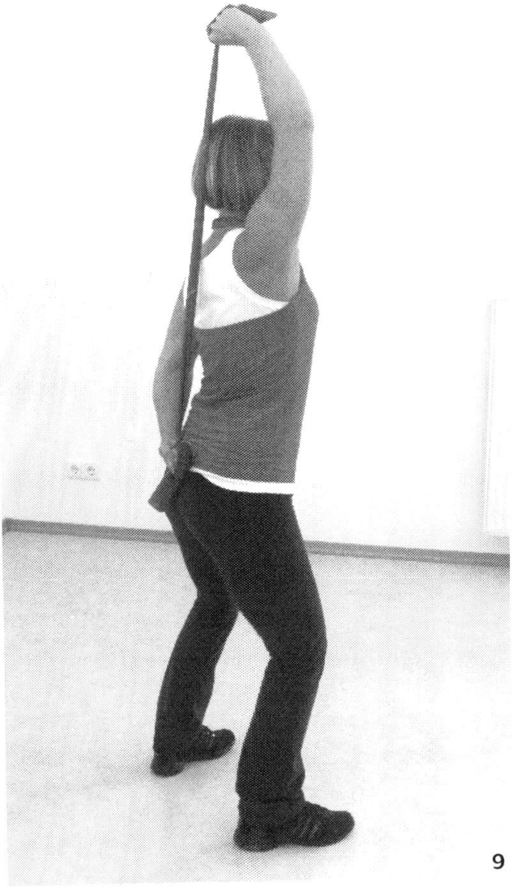

9

Station 10: Flexi-Bars®
Beanspruchte Muskulatur: Schräge Bauchmuskulatur.
Ausgangsstellung: Beckenbreiter Stand, FB mit beiden Händen senkrecht vor dem Körper halten.
Ausführung: FB vor- **(Abb. 10)** und zurückschwingen, dabei jeweils 30 Sek. schräg nach rechts und links.

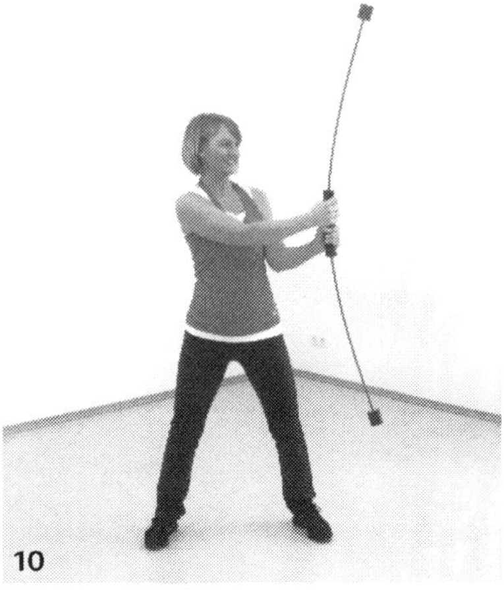

10

Ausklang

Der „Chaos"-Tanz schließt die Stunde ab: Da dieser Tanz selten auf Anhieb klappt, eignet er sich gut als Abschluss. Die Teilnehmer werden noch einmal kräftig durcheinandergewirbelt und das Gelächter ist vorprogrammiert.

Die Teilnehmer stehen paarweise verstreut in der Halle.

1–8 Zz Die Teilnehmer stehen nebeneinander (rechte Seite zueinander), legen die rechte Hand auf die rechte Schulter des Partners und gehen mit acht Schritten einen Kreis,

1–8 Zz wie vor, jedoch die linke Hand auf die linke Schulter legen,

1–8 Zz den Partner einhaken und mit acht Schritten gezielt auf ein anderes Paar zugehen,

1–8 Zz mit diesem Paar zum Kreis durchfassen und mit acht Schritten einen Kreis nach links gehen.

Mit dem nebenstehenden neuen Partner beginnt der Tanz von vorn.

Fit im Zirkel –
Aerobic-Zirkel

Vorbemerkung: Siehe S. 7 (Einführung).

Geräte: Steps, Hanteln, Thera-Bänder, Pezzibälle, Gymnastikmatten.

Anzahl der Stationen: 12 – Der Zirkel kann in einer kleineren Halle auf sechs Stationen verkleinert werden, z. B. Übungen 1–6 oder Übungen 7–12.

Zeit: Je Station 1 Min., nach 30 Sek. Arm-/Beinwechsel (Übungen 5, 8, 9 und 11). Nach der zweiten, dritten Station oder nach der Hälfte des Durchganges trifft sich die Gruppe in der Mitte, um ca. 2 Min. lang die Aufwärmkombination zu wiederholen. Je nach Leistungsstand der Teilnehmer kann ein zweiter Durchgang des Zirkels erfolgen.

Musik: Zum Aufwärmen Aerobic-Musik, 120–130 BpM, zum Ausklang „Sitz-Boogie" mit schneller Aerobic-Musik, 140–160 BpM oder „Boogie" oder „Twist".

Aufwärmen

Die nachfolgende Kombination wird mit den Teilnehmern schrittweise erarbeitet und später durch die Armeinsätze erweitert. Auch ein kanonartiger Einsatz ist möglich und für die Teilnehmer reizvoll. Diese Kombination wird im Hauptteil nach zwei oder drei Stationen wiederholt.

March – steptouch
(Spätere mögliche Armeinsätze)

8 Zz March (Arme angewinkelt mit einsetzen),
8 Zz steptouch (Klatsch),
8 Zz double steptouch (Armkreise gegeneinander vor dem Körper),
8 Zz wie vor, einmal wiederholen.

Gehen – V-Gehen

8 Zz Vier Schritte vorwärtsgehen vier Schritte rückwärtsgehen, (auf Zz 4 Hüpfer mit Klatsch),
8 Zz wie vor,
8 Zz V-gehen: vier Schritte vor und zurück nach schräg rechts,
8 Zz wie vor, jedoch nach schräg links.

Carrée

8 Zz Zwei Schritte vorwärts (rechts, links), Seitchassé nach rechts (rechts, links, rechts), zwei Schritte rückwärts (links, rechts), Seitchassé nach links (links, rechts, links),
24 Zz wie vor 3-mal wiederholen (beim Seitchassé die Arme seitwärts schwungvoll in Schulterhöhe anheben).

Mambo

8 Zz 4 Zz Mambo rechts, 4 Zz 1/2 Mambo + Cha-Cha-Cha (beim Mambo den rechten Arm vor den Körper und wieder zurückschwingen),
8 Zz wie vor, jedoch links beginnen,
16 Zz wie vor, einmal wiederholen.

Hauptteil

Station 1: Steps

Beanspruchte Muskulatur: Beinmuskulatur.

Ausgangsstellung: Stand vor dem Step.

Ausführung: Auf- und absteigen **(Abb. 1).**

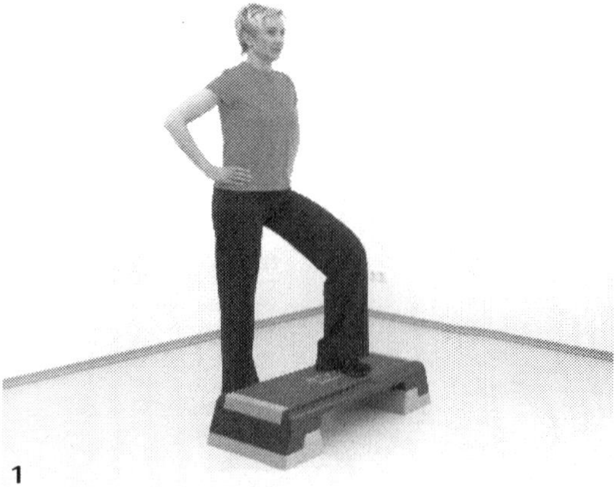

1

Station 2: Hanteln

Beanspruchte Muskulatur: Arm-/Schulterbereich.

Ausgangsstellung: Ausfallschritt vorwärts, die Arme mit den Hanteln in Tiefhalte neben dem Körper.

Ausführung: Die Arme so anziehen, dass die Schultern und die Oberarme möglichst einen rechten Winkel bilden **(Abb. 2).**

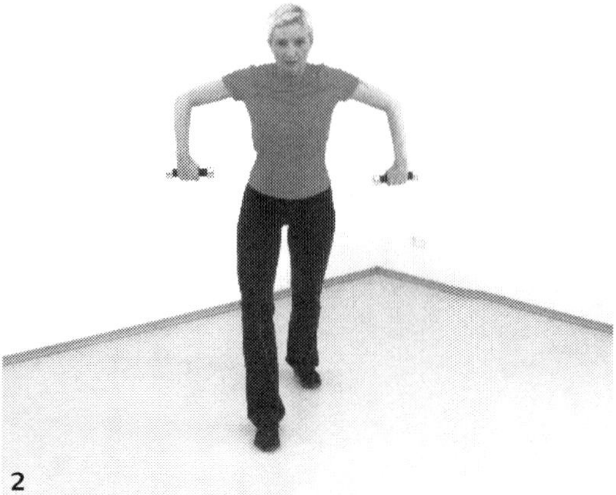

2

Station 3: Bodenmatten

Beanspruchte Muskulatur: Gerade Bauchmuskeln.

Ausgangsstellung: Rückenlage, die angewinkelten Beine beckenbreit aufstellen, Füße flex, Hände über Kreuz vor der Brust (richtige Kopfhaltung: Das Kinn etwas absenken, Nacken strecken). Den Oberkörper leicht anheben.

Ausführung: Den Oberkörper weiter anheben **(Abb. 3).**

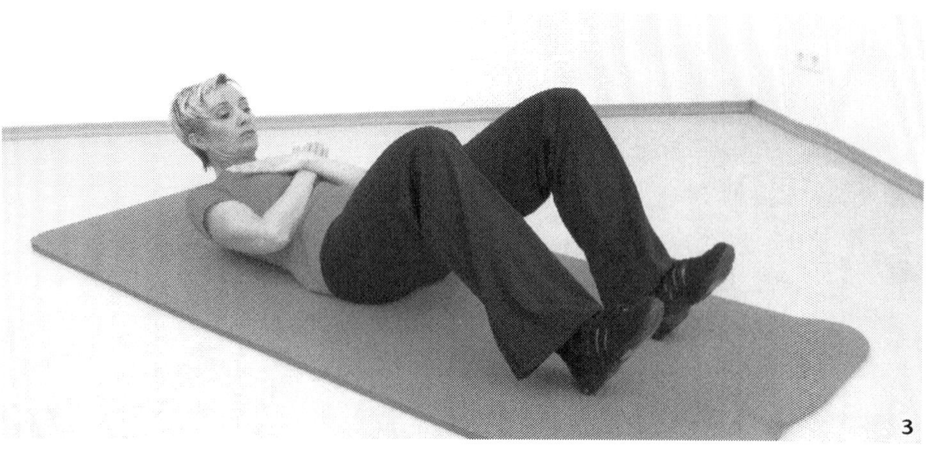

3

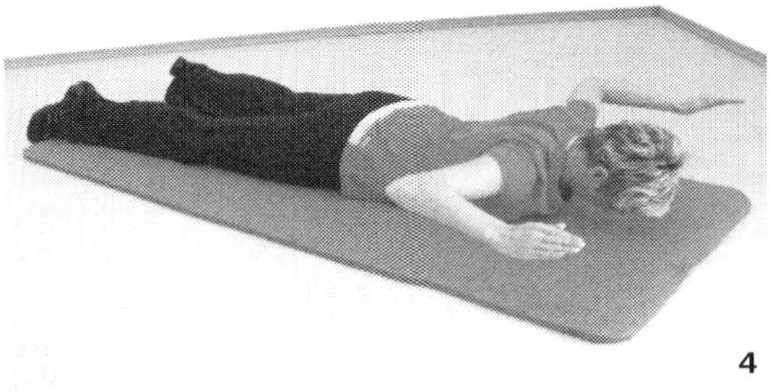

4

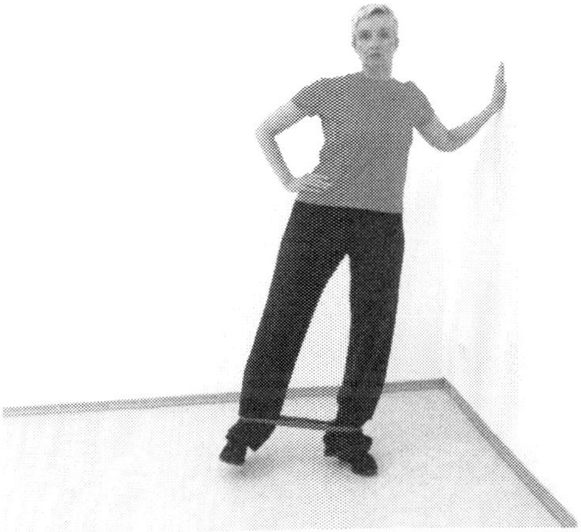

5

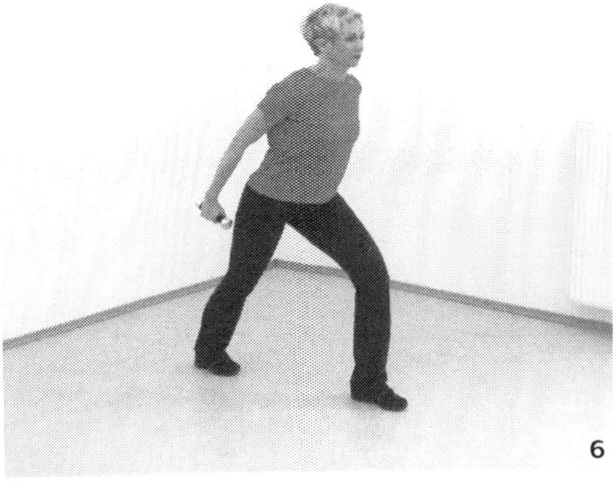

6

Station 4: Bodenmatten
Beanspruchte Muskulatur: Rückenmuskeln.
Ausgangsstellung: Bauchlage, die Arme in U-Halte.
Ausführung: Den Oberkörper anheben. Die Stirn zeigt zum Boden **(Abb. 4).**
Achtung: Grundspannung – Bauch in Richtung Rücken ziehen!

Station 5: Thera-Bänder
Beanspruchte Muskulatur: Äußere Beinmuskeln.
Ausgangsstellung: Das zusammengeknotete TB oberhalb der Fußgelenke um die Beine legen, aufrechter Stand, Fuß flex, mit einer Hand an der Wand abstützen.
Ausführung: Das „wandferne" Bein seitlich heben **(Abb. 5).**
Achtung: Nicht mit dem Oberkörper ausweichen!

Station 6: Hanteln
Beanspruchte Muskulatur: Hintere Armmuskeln.
Ausgangsstellung: Ausfallschritt vorwärts, Arme beugen und die Ellenbogen nach hinten schieben.
Ausführung: Die Unterarme strecken **(Abb. 6).**
Achtung: Die Arme nah am Körper halten und nur die Unterarme bewegen!

Station 7: Pezzibälle (ø 65 cm)

Beanspruchte Muskulatur: Schräge Bauchmuskeln.

Ausgangsstellung: Aus dem Sitz so weit vorrollen, dass der Oberkörper mit dem Schultergürtel auf dem Ball liegt. Die Beine rechtwinklig und beckenbreit aufstellen, die Hände an den Hinterkopf legen.

Ausführung: Den Oberkörper nach schräg rechts und links anheben **(Abb. 7).**

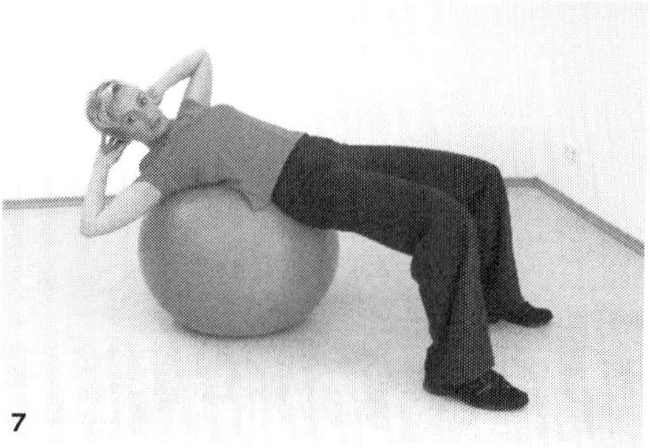

7

Station 8: Bodenmatten und Thera-Bänder

Beanspruchte Muskulatur: Hintere Arm- und Rückenmuskeln.

Ausgangsstellung: Bauchlage, das TB hinter dem Rücken längs fassen, die untere Hand auf das Gesäß legen, den Oberkörper etwas anheben.

Ausführung: Die obere Hand zieht das Band über den Kopf hinweg lang nach vorn **(Abb. 8).**

Station 9: Steps

Beanspruchte Muskulatur: Gesäßmuskeln.

Ausgangsstellung: Den Oberkörper auf das hochgestellte Step und den Kopf auf die verschränkten

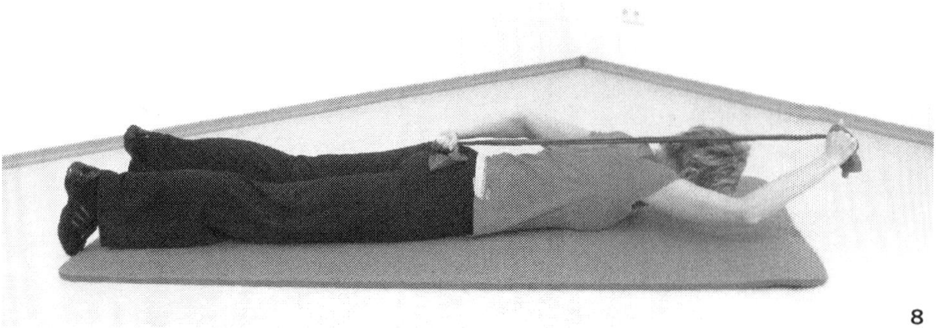

8

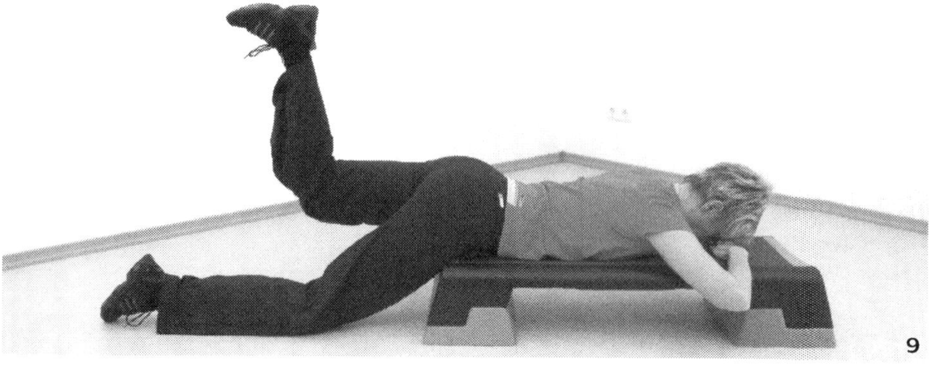

9

Arme legen. Ein Bein gebeugt anheben, Fuß flex.
Ausführung: Das Bein so weit hochführen, bis Oberschenkel und Rücken etwa eine Linie bilden **(Abb. 9).**
Achtung: Nicht ins Hohlkreuz ausweichen!

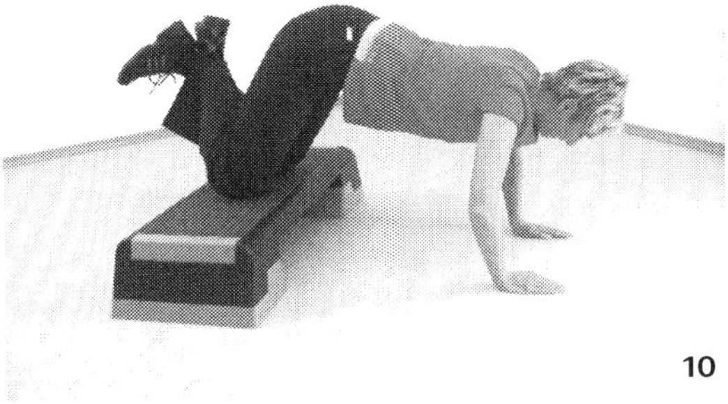

10

Station 10: Steps
Beanspruchte Muskulatur: Arm-/Brustmuskeln.
Ausgangsstellung: Knieliegestütz auf dem Step, die Hände auf den Boden stützen **(Abb. 10).**
Ausführung: Die Arme beugen.

Alternativ als Erleichterung:
Ausgangsstellung: Knieliegestütz vor dem Step, Hände auf den Step stützen.
Ausführung: Die Arme beugen.

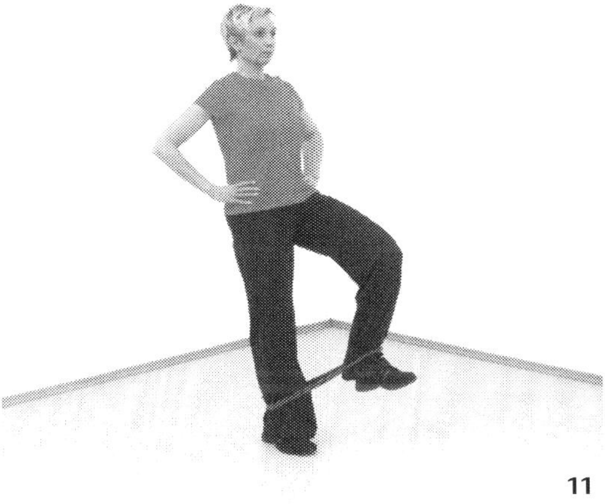

11

Station 11: Thera-Bänder
Beanspruchte Muskulatur: Oberschenkelmuskeln.
Ausgangsstellung: Das geknotete TB um die Füße legen, aufrechter Stand.
Ausführung: Ein Bein gebeugt anheben, Fuß flex. Eventuell an einer Wand abstützen **(Abb. 11).**

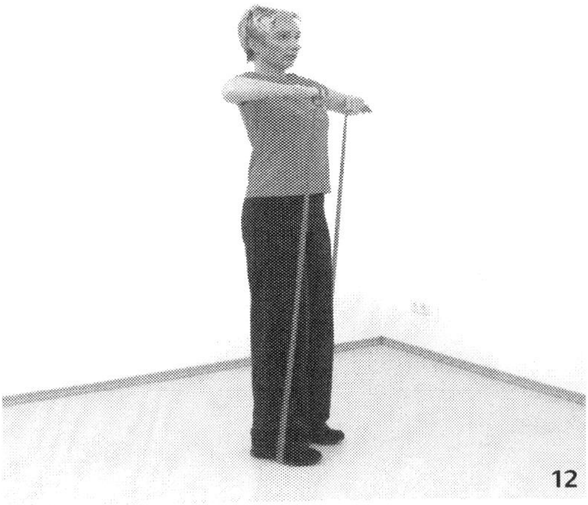

12

Station 12: Thera-Bänder
Beanspruchte Muskulatur: Schulter-/Armmuskeln.
Ausgangsstellung: Mit beiden Füßen mittig auf das TB stellen, die Enden des Bandes um die Hände schlingen. Bei ausgestreckten Armen ist das Band bereits unter Spannung.
Ausführung: Die Arme so anwinkeln, dass die Hände in Brustbeinhöhe und die Ellenbogen fast in Schulterhöhe sind **(Abb. 12).**

Ausklang

Die Stunde klingt mit dem Sitz-Boogie aus: Die Teilnehmer sitzen im Kreis dicht nebeneinander, so dass jeder mit den Händen die Beine seines Nachbarn erreichen kann.

Teil 1

8 Zz 2-mal Handklapp auf die eigenen Oberschenkel, 2-mal auf die des rechten Nachbarn, 2-mal auf die des linken Nachbarn,

24 Zz wie vor, 3-mal wiederholen.

Teil 2

4 Zz 2-mal die Fäuste aufeinandersetzen, 2-mal wie vor, jedoch die andere Faust nach oben nehmen,

4 Zz abwechselnd die Unterarme übereinanderschieben,

4 Zz den rechten Ellenbogen auf die linke Hand setzen und wechseln,

4 Zz mit beiden Händen 2-mal locker an der rechten und linken Körperseite wedeln,

16 Zz wie vor, einmal wiederholen.

Teil 1 und 2 fortlaufend wiederholen.

Variation: Während eines Durchgangs stehen die Teilnehmer auf und machen im Stand weiter – ergibt viel Spaß!

Quellennachweis

Flexi-Sports: Trainingsplan.
Weitere Informationen zum Flexi-Bar® finden Sie auf der Internetseite www.flexi-bar.de.
Grabbe, D.: Ballooning, München 2005.
Weitere Informationen erhalten Sie unter der Internetadresse www.dietergrabbe.de.
Korte, A./Marckhgott, B.: Pilates-Box, München 2005.
Müller, E.: Du spürst unter deinen Füßen das Gras, Frankfurt 1983.
Paul, G./Flach-Meyerer, A.: Aerobic Trends 50 plus, Aachen 2001.
Regelin, P.: Hanteltraining nur für Frauen, München 2007.
Ringat, H.: Funktionelle Gymnastik, Wiebelsheim 2005.
Rüdiger, M.: Die BBP-Box, München 2005.
Schäfer, E.: Fitnesstraining mit dem Partner, Celle 2003.
Schäfer, E.: Fitnesstraining mit dem Pezziball, Celle 1997.
Schäfer, E.: Fitnesstraining mit dem Thera-Band, Celle 1995.
Schuhn, J./Trunz-Carlisi, E.: Bodystyling ab 40, München 2004.
Slomka, G. u. a.: Das neue Aerobic-Training, Aachen 2004.
Winkler, N.: Bauch, Beine, Po intensiv, München 2005.

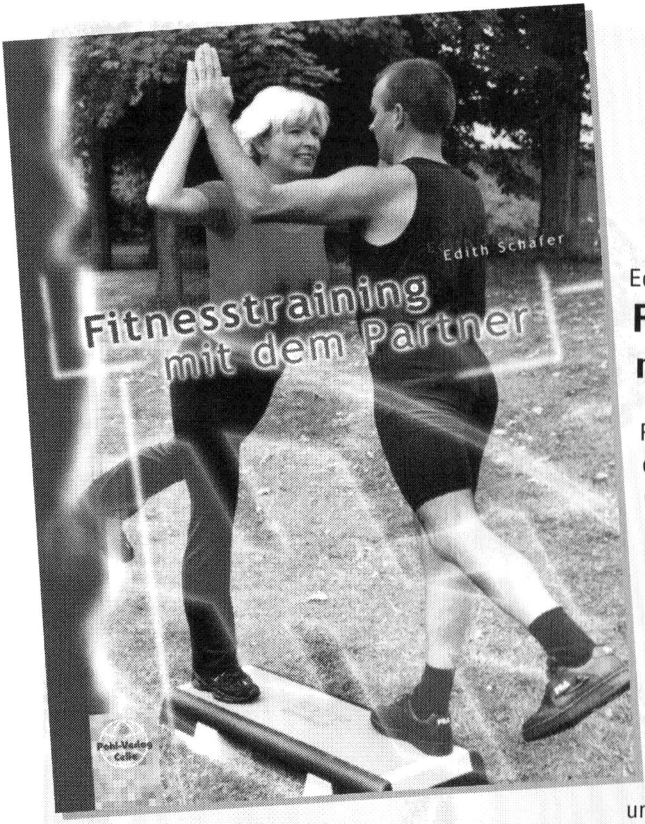

Edith Schäfer

Fitnesstraining mit dem Partner

Partnerarbeit ist eine Bereicherung jeder Stunde, um die Fähigkeit zu entwickeln, Aufgaben gemeinsam zu lösen und neue Bewegungserfahrungen zu sammeln. Mit den über 300 Übungen werden viele Möglichkeiten aufgezeigt, die Partnerarbeit lebendig und vielseitig zu gestalten. Zum Einsatz kommen unter anderem Thera-Bänder und Pezzibälle. Neben Übungen zur Erwärmung, Koordinations- und Rhythmusschulung werden zahlreiche Kräftigungsübungen vorgestellt. Das letzte Kapitel ist den Partnerübungen zur Lockerung und Entspannung gewidmet. Die Übungsbeispiele, verständlich und praxisnah beschrieben, werden durch Fotos anschaulich ergänzt.

12,80 EUR

1. Auflage, 2003 // 16,5 x 23,5 cm
96 Seiten // 182 Fotos // Broschur
ISBN 978-3-7911-0241-2

Pohl-Verlag Celle GmbH
Jarnser Straße 46
29331 Lachendorf
Telefon (0 51 45) 28 50 80-0
Telefax (0 51 45) 28 50 80-80
E-Mail verlag@pohl-verlag.com
Internet www.pohl-verlag.com

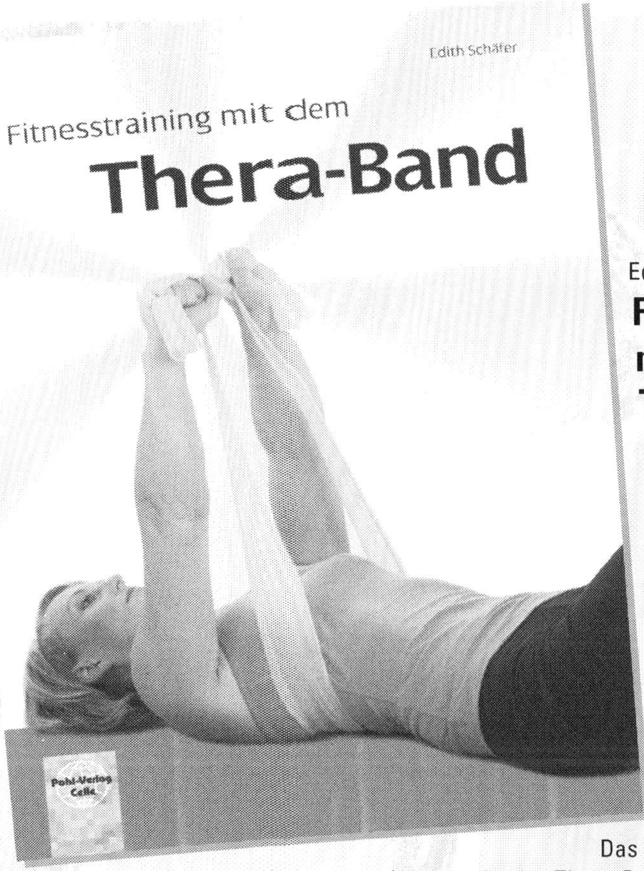

Edith Schäfer

Fitnesstraining mit dem Thera-Band

Das Thera-Band ist ein beliebtes Handgerät im Fitness- und Gesundheitsbereich: „das Fitnessstudio für die Hosentasche“. Geeignet für jede Altersgruppe und vielseitig einsetzbar, lässt es sich offen oder geknotet verwenden. Es ist sehr leicht und kann überallhin mitgenommen werden.

Das Buch enthält neben einem kurzen theoretischen Teil (Für wen ist das Thera-Band verwendbar? Hinweise zur Handhabung) einen umfangreichen praktischen Teil. Dieser enthält Einzelübungen und Partnerübungen, sowie Übungen an und mit Stühlen und Vorführungen mit dem Thera-Band. Ziel der Übungen ist eine Kräftigung der Arm-, Schulter-, Bein-, Rücken- und Bauchmuskulatur.

16,90 EUR

8. Auflage, 2016 // 16,5 x 23,5 cm
88 Seiten // 165 Farbfotos // Broschur
ISBN 978-3-7911-0284-9

Pohl-Verlag Celle GmbH
Jarnser Straße 46
29331 Lachendorf
Telefon (0 51 45) 28 50 80-0
Telefax (0 51 45) 28 50 80-80
E-Mail verlag@pohl-verlag.com
Internet www.pohl-verlag.com

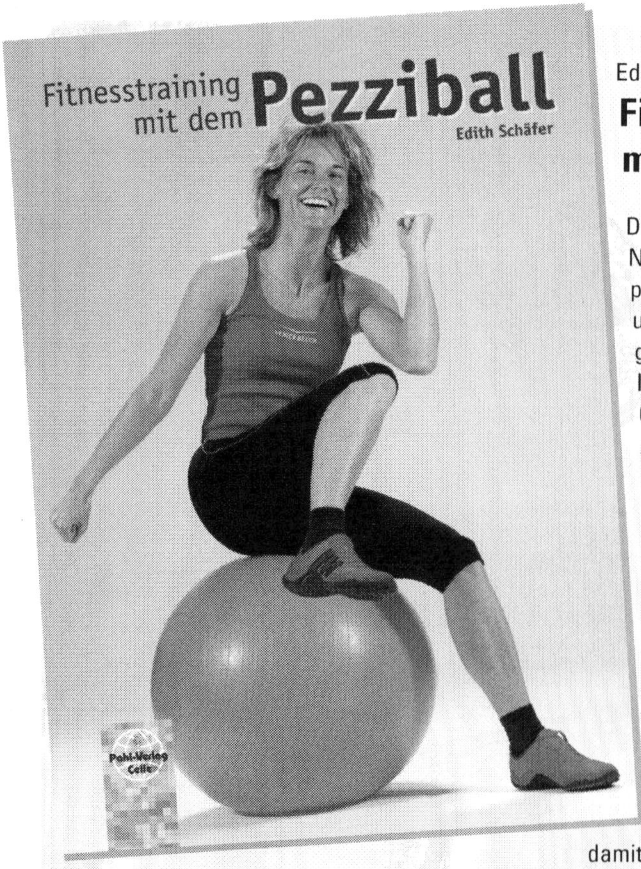

Edith Schäfer

Fitnesstraining mit dem Pezziball

Der Pezziball, auch unter dem Namen Sitz-, Fit- oder Therapieball bekannt, wurde ursprünglich in der Krankengymnastik eingesetzt. Inzwischen beziehen auch Gymnastik-, Fitness- oder Aerobicgruppen den Ball in ihre Stunden ein. Durch verschiedene Größen ist der Ball sowohl im Kinder- als auch im Erwachsenen- und Seniorenbereich einsetzbar. Der Pezziball bietet sich auch zur privaten Nutzung an – als alternative Sitzgelegenheit, als Spielgerät oder als Trainingsgerät zur Kräftigung der Rumpfmuskulatur, damit Rückenschmerzen gar nicht erst entstehen. Auch zur Entspannung lässt sich der Ball hervorragend nutzen. In diesem Buch finden Sie Übungen für ein gezieltes Training zur Kräftigung des Halte- und Stützapparates und zur Schulung der koordinativen Fähigkeiten wie der Reaktions-, Gleichgewichts- und Anpassungsfähigkeit. Die Übungen sind verständlich und praxisnah beschrieben und durch Fotos anschaulich illustriert. Im theoretischen Teil erfahren Sie alles Wissenswerte über die richtige Größe, Lagerung, Handhabung, Sitzhaltung und Ausführung der Übungen.

7,80 EUR

7. Auflage, 2014, // 14,8 x 21 cm
56 Seiten // 60 Fotos // Broschur
ISBN 978-3-7911-0259-7

Pohl-Verlag Celle GmbH
Jarnser Straße 46
29331 Lachendorf
Telefon (0 51 45) 28 50 80-0
Telefax (0 51 45) 28 50 80-80
E-Mail verlag@pohl-verlag.com
Internet www.pohl-verlag.com

Pohl-Verlag Celle